初回エピソード精神病

著
Kathy J Aitchison
Karena Meehan
Robin M Murray

訳
嶋田　博之・藤井　康男

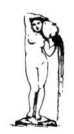

星 和 書 店

Seiwa Shoten Publishers

2-5 Kamitakaido 1-Chome
Suginamiku Tokyo 168-0074, Japan

First Episode Psychosis

by
Kathy J Aitchison
Karena Meehan
Robin M Murray

Translated from English
by
Hiroyuki Shimada
Yasuo Fujii

English edition copyright ©1999 by Martin Dunitz
Japanese edition copyright ©2000 by Seiwa Shoten Publishers, Tokyo

献　辞

初回精神病エピソードを

経験している

すべての人たちへ

謝　辞

本著の作成にあたっては，Miss B Greenall, Mr P Goldacre, Drs D and N Beer, Dr and Mrs A Kinnear, Mr D Taylor, Dr P Hayward, Dr R Kemp, Dr G Kuperberg, Prof SA Checkley, Prof C Kumar, Prof M Birchwood, Prof PD McGorry, Dr W Sellwoodの各氏をはじめ，多くの方から貴重なご尽力をいただいた。また出版社，特に編集者のYasmin Khan-Chowdhuryにはお世話になった。この場をかりて感謝の意を表したい。

■目 次

1章 なぜ初回エピソードに注目するのか … 1
Ⅰ. 早期治療の重要性 … 2
Ⅱ. 治療開始を早くするには … 4
Ⅲ. 治　療 … 6
Ⅳ. 早期治療の長期的利点 … 7
Ⅴ. ま と め … 8

2章 初回エピソードの症状と評価 … 11
Ⅰ. 精神病の診断の確定 … 13
Ⅱ. 除外すべき疾患 … 13
　1. 身体疾患　13
　2. 精神科的問題　14
Ⅲ. 精神病の分類 … 15
　1. 気分障害　16
　2. 薬物乱用　16
Ⅳ. リスク評価 … 17
　1. 自　殺　17
　2. 暴　力　17

3章 発病前の状態とリスクファクター ……… 19
I. 幼年期の履歴 ……… 19
  1. 母親の回想による研究　19
  2. 幼年期の診療録による研究　20
  3. ビデオテープ研究　20
  4. コホート研究　20
  5. 精神病の親をもつ子供　22
II. 前精神病期あるいは前駆期 ……… 22
III. リスクファクター ……… 25
  1. 素　因　26
    i. 遺伝的因子　26
      a. 家族研究／b. 双生児研究／c. 養子研究／d. 連鎖研究／e. 相関研究
    ii. 早期の環境危険因子　29
        胎生期と周産期
    iii. 脳の構造　31
    iv. 遺伝子と環境の相互作用　32
  2. 促進因子　33
    i. ライフイベント　33
    ii. 薬物乱用　34
  3. 分裂病vs感情性精神病　35

4章 抗精神病薬−その効果と副作用 ……… 37
I. 従来型抗精神病薬 ……… 38
II. 非定型あるいは新たな抗精神病薬 ……… 40
III. 受容体プロフィールを理解するには ……… 41
  1. 治療効果　42
    i. 陽性症状に対して　42
      a. ドーパミン受容体／b. セロトニン受容体／c. 他の受容体

ⅱ．陰性症状に対して　*44*
　2．副　作　用　*45*
　　ⅰ．錐体外路系副作用（EPS）　*45*
　　ⅱ．遅発性ジスキネジア（TD）　*46*
　　ⅲ．鎮　静　*47*
　　ⅳ．抗コリン作用　*48*
　　ⅴ．体重増加　*48*
　　ⅵ．性機能障害　*49*
Ⅳ．薬物動態･･･*49*
　1．吸　収　*50*
　2．体内分布　*51*
　3．排　泄　*51*
　　ⅰ．チトクローム　*52*
　　　a．CYP2D6／b．CYP1A2／c．CYP3A4
　　ⅱ．深部コンパートメント流出（deep compartment washout）　*54*
　4．薬物動態に影響する因子　*55*

5章　分裂病圏精神病の初回エピソードへの処方 ････*57*

Ⅰ．どの抗精神病薬を用いるべきか？･･････････････････*58*
　定型か非定型か　*60*
Ⅱ．用量をどのように決めるのか？････････････････････*63*
　1．D_2受容体占拠率　*63*
　2．臨床研究　*64*
　3．初回エピソード患者には低用量　*64*
　　a．低用量治療法の潜在的利点／b．低用量治療法が特に適応である場合
Ⅲ．治療抵抗性･････････････････････････････････････*68*
Ⅳ．地固め治療（consolidation）･･･････････････････････*71*
Ⅴ．維持治療･･･････････････････････････････････････*72*

1. 間欠的維持療法（intermittent maintenance approach）　*74*
　2. 維持治療の実際　*76*
Ⅵ. 副作用への対処 ································· 76
　1. 錐体外路系副作用（EPS）　*76*
　　i. 急性ジストニア　*77*
　　ii. パーキンソン症候群　*78*
　　iii. ジスキネジア　*78*
　　iv. アカシジア　*79*
　2. 鎮　静　*80*
　3. 内分泌および性機能障害　*80*
　4. 体重増加　*81*
　5. 末梢性自律神経系副作用　*82*
　6. 中枢性自律神経系副作用　*82*
　7. 消化管および肝臓への作用　*83*
　8. その他の作用　*83*
　9. 稀ではあるが重篤な副作用　*84*
　　i. 神経遮断薬による悪性症候群
　　　（NMS：neuroleptic malignant syndrome）　*84*
　　ii. 痙　攣　*85*
　　iii. 血液学的作用　*86*
　　iv. 網膜色素変性症と角膜混濁　*86*
　10. 慢性的副作用　*87*

6章　感情性精神病の初回エピソードへの処方 ······ 89
Ⅰ. 抗精神病薬 ······································ *89*
Ⅱ. ベンゾジアゼピン ································ *90*
Ⅲ. 抗うつ薬 ······································ *91*
Ⅳ. 気分安定薬 ···································· *92*

1. リチウム　*92*
2. バルプロ酸　*94*
3. カルバマゼピン　*94*
4. 初発感情性精神病におけるバルプロ酸，カルバマゼピンの適応　*95*

Ⅴ. 初回エピソード精神病から回復した後の予防的薬物としての気分安定薬 ……………………………………*96*

1. リチウム　*97*
   i. リチウムの退薬　*98*
   ii. リチウムへの反応　*98*
2. バルプロ酸　*99*
3. カルバマゼピン　*100*

Ⅵ. 気分安定薬の処方の実際 ……………………………*100*

1. リチウム　*102*
2. バルプロ酸　*103*
3. カルバマゼピン　*103*

Ⅶ. 気分安定薬の一般的な副作用 ………………………*105*

1. リチウム　*105*
   i. 甲状腺　*105*
   ii. 腎臓　*105*
   iii. 神経系　*106*
   iv. 認知機能　*107*
   v. 皮膚　*107*
   vi. 代謝への影響と体重増加　*107*
   vii. 消化管系　*108*
2. バルプロ酸　*109*
3. カルバマゼピン　*110*

7章 心理社会的アプローチ−1
急性エピソードとその余波 ････････････････････ 113
- Ⅰ．適切な心理教育の提供 ･･････････････････････ 114
- Ⅱ．精神病エピソードが及ぼした心理社会的影響に対する
  適応の促進 ･･････････････････････････････ 119
  1. 治療環境　119
  2. 適切な入院施設　119
  3. 子　供　120
  4. 住　居　121
  5. デイケア・センター　121
  6. 自助グループと支援グループ　122
- Ⅲ．症状の改善 ･･････････････････････････････ 122
  1. 気分障害　124
  2. 妄　想　125
  3. 幻　覚　126
  4. 神経心理学的欠損　126

8章 心理社会的アプローチ−2
回復促進と良い状態の継続 ････････････････････ 129
- Ⅰ．ケース・マネージメント ････････････････････ 129
- Ⅱ．薬物コンプライアンスの向上 ････････････････ 130
  コンプライアンス療法　132
    i. 個人療法　132
    ii. 集団療法と家族療法　134
- Ⅲ．家族の態度や行動の最適化 ･･････････････････ 134
- Ⅳ．ストレスの軽減 ･･････････････････････････ 136
- Ⅴ．再発の早期発見と適切な介入の促進 ･･････････ 136

Ⅵ. 自殺リスクの削減 ······················· *139*
Ⅶ. 「洞察指向的」精神療法（'insight-oriented' psychotherapy）
　　への疑問 ······························· *140*
Ⅷ. 経過と予後 ···························· *141*
　1. フォローアップ研究　*142*
　2. 神経発達における異常　*144*
　3. 雇　用　*144*
　4. 社会的機能　*145*
　5. 病気の経過　*145*

　参考文献　*147*
　原著者紹介　*169*
　訳者あとがき　*171*
　索　引　*174*
　訳者紹介　*180*

1章 なぜ初回エピソードに注目するのか

　近年，精神病の発病時の病像や早期の経過に注目が集まってきている。その主な理由は，精神病症状を呈したまま何年も経過した患者では治療効果が乏しいということが理解されてきたためである。そうだとすると，精神病が最初に出現しかかった時期にもっと注意を払わなければならないし，この時期に介入を行えば，非可逆的な神経生物学的および社会的変化を予防できるかもしれないのである。

　すでに1927年には，Harry Stack Sullivanが精神分裂病（以下，分裂病）について「どんな症例でも発病初期なら，病状が進行し現実世界との接触が完全に断たれて施設への長期収容が必要とならないようにできると確信している」と述べている。[1] その後，Cameronは分裂病の予防的アプローチの価値について，「その後の深刻な病状への発展を予防するために，ごく早期の障害の発見」が重要であると記述している。[2] このような主張は，最近，多くの精神科の権威によっても繰り返して述べられており，[3,4] 彼らは早期診断と治療によって，活発な精神病症状が続くために生じるひどい心理的・社会的障害を最小限に抑え，場合によっては予防す

ることも可能と考えている。

I. 早期治療の重要性

大部分の患者では,初回エピソードで精神科を受診した時にはすでに,かなりの間,病状が続いていることが多くの研究によって示されている(表1)。例えばニューヨークの研究グループは,治療開始より平均して1年も前から,患者に精神病症状があったことを見いだした。[5] これ以外にも英国,[6] カナダ,[7] オーストラリア,[8] ドイツ[9] のグループが,精神病症状の出現から適切な治療の開始までに同様の長い期間がかかっていたと報告している。Northwick Parkの研究では,初回エピソード分裂病患者の約1/4で,治療の開始が1年以上遅れたことが指摘されていた。[6] そして,このような治療開始の遅れは,重篤な行動上の問題や家族の困難さ,生命を脅かすような行動などの問題の増加と関連があった。ニューヨークのグループは,攻撃性あるいは自殺企図による生命を脅かすような危機リスクの増加や薬物乱用(それが精神病の原

表1 初回エピソード分裂病研究における治療開始の遅れ

研究	場所	症例数	診断基準	治療開始の遅れ
Beiserら[7]	バンクーバー	72	DSM-III	56週
Birchwoodら[10]	バーミンガム	128	ICD-9	30週
Johnstoneら[6]	ロンドン	253	ICD-9	28%<8週
				26%>52週
Loebelら[5]	ニューヨーク	70	RDC	52週
McGorryとSingh[11]	メルボルン	60	DSM-III-R	74週
Birchwoodら[10] より				

因であることもあるし，患者が自己治療のために用いることもある）によって，病像がさらに複雑となるかもしれないと述べている。[5] 感情性精神病の場合は，分裂病に比べれば治療開始の遅れは短いかもしれないが，[7] 一致した報告は得られていない。

このような治療開始の遅れは患者やその身内に明らかな苦痛をもたらす。患者はたいていおびえており，また家族や友人からひどく孤立していると感じているかもしれない。思春期や成人早期に初回エピソードが起これば（そのようなことが多いのであるが），破壊的な結果がもたらされ得る。しかしもっと重要なのは，抗精神病薬による治療開始が遅れると，本当に長期予後が悪化するのかどうかという点である。多くの精神科医は，20世紀の間に精神病の重症度は軽くなってきており，抗精神病薬が導入されて以来，慢性的無能状態にまで悪化する症例はかなり少なくなってきたと信じている。[12] 抗精神病薬をこのような変化の唯一の原因とするわけにはいかないだろうが，時期的にみると関連があると思われる。

Northwick Parkの研究は，精神保健サービスにかかるのに1年以上を要した症例（対象の1/4）では，精神病の未治療期間がそれより短期であった症例と比べると，その後の2年間における再発率が3倍も高かったと報告している。[6] 維持治療の有無にかかわらず，精神病の未治療期間は再発の最も強力な予測因子として浮かび上がったのである。ニューヨークの研究グループも，抗精神病薬の投与なしで長期間陽性症状が続いた患者は，迅速な治療を受けた患者と比べると回復が遅く不完全で，再発のリスクが高かったと述べている。[5] しかし潜在性の発症をする患者の予後が悪いことはよく知られており，未治療期間の長い患者群には短い患者

群と比べると,潜在性の発症が多かった可能性も否定しきれない。

それでもWyattは文献を再検討した結果,[13] 精神病の治療が遅れると実際に長期予後は悪化するおそれがあると結論を下している。さらに未治療の精神病は生物学的に有害であり,慢性的な病状をもたらす一因であるとも述べている。[14] 現在のところ抗精神病薬による早期介入で精神病の自然経過が変わるという決定的な証拠は示されていないが,多くの臨床家は患者にそのような情報を与えて早期介入を行う方が公正なやり方だと信じている。

II. 治療開始を早くするには

早期治療の障壁の一つは,身内の人々が患者の行動変化を思春期の問題なり仕事や学校でのストレスなどのせいにして,しばしば病気だと思わないことにある。普通でない行動や奇妙な行動をしても,思春期では他の年代と比べて注目されたり話題にならない傾向があるが,これは治療のさらなる遅れをもたらす。また身内の人々は精神疾患への恐れや偏見のために,行動異常の深刻さを否認することがある。たとえ家族が病気だということを認めたとしても,その先の道のりもまた大変なものかもしれない。Northwick Parkの研究グループは,患者やその身内の人々が,しばしば多くの機関との何回もの接触を経てようやく,「適切な」援助を受けるに至ったことを報告している。[6]

一般開業医は患者や家族と最初に接触する場合が最も多いので,[15] これらプライマリー・ケアの従事者が精神病の早期症状を認識できることが極めて重要である。他にも社会福祉の従事者や,意外

であるが警察も，家族が治療にたどり着く手助けとなることが多く，[16] 彼らも精神病に対する教育的なキャンペーンに参加するべきである。

治療開始の遅れをもたらす要因には以下のものが含まれる。

- 精神障害の結果どうなるのかということについての恐怖感
- 精神保健サービスをどこでどうすれば受けられるのかわからないという困難
- プライマリー・ケア専門家による不十分なスクリーニング
- 精神保健専門家による不正確な診断

彼らと最初に接触する一般開業医などでは，精神病の初回エピソードの疑いがある症例を自信をもって紹介できる精神科医療機関との連係が必要である。そうすれば，彼らは迅速に診察を受け適切なケアを受けられるだろうということは明白である。しかし，多くの標準的な精神科医療機関は新たに発病した患者の治療よりも，慢性の再発を繰り返す患者へのケアの方に焦点をあてている。実際，そのような精神科医療施設の設備は不十分であったり，初発の若い患者にとっては他の患者が恐ろしかったりする場合がある。それゆえ精神病の初回エピソードの最初の評価は，(a)迅速に，(b)包括的に，(c)患者にとって快適な環境で行うのがとても大切である。

治療開始の遅れを最小限にするために，さまざまな戦略が提案されている。

- 精神病という事態に直面する機会が多いコミュニティーやボ

ランティア機関（学校のカウンセラーやホームレス機関など）に照準をあてた教育
- プライマリー・ケア専門家に早期精神病を見分けるための集中的訓練を行う
- 専門医の見解を迅速に得られるようにする
- 精神保健サービスの取り組みを促進するために，責任ある担当者（key-worker）を早く割り当てる
- 患者が偏見にさらされることが少ない環境での早期治療－例えばホームトリートメントチームによるもの

III. 治　　療

　治療では，その利益を最大にし副作用を最小限に抑えるべきである。なぜなら初期治療が患者とその医療機関との後々の関係の色あいを決めがちだからである。例えば，すぐに高用量の「定型」抗精神病薬（例えば，24時間以内にハロペリドール20mgを服用させる）を処方すると，重度のジストニア反応が生じ，その結果，臨床家に対する（当然の）不信感を招くだろう。この点でMcEvoyら[17]による報告などは興味深い。彼らは発症早期の急性患者は少量のneuroleptic thresholdの投与量（平均：ハロペリドール3.4mg）で症状の改善を認めること，高用量を投与しても治療への反応は速くならなかったことを報告している。

　心理的治療は初期治療と維持治療の両方を通じてなされるべきである[18]（7,8章を参照）。

　治療の焦点は早期の症状寛解だけでなく，回復を最大にし再発を予防するために，持続的なモニタリングを行いながら患者を元

の社会に再統合することにも置くべきである。実際，初発患者を扱う機関は，接触をもった者が治療から脱落しないように，精神病患者の照会をすべて記録する精神病登録票を備えておくべきである。

Ⅳ．早期治療の長期的利点

BirchwoodとMcMillan[4]は，精神病患者の社会的，心理的，生物学的な機能荒廃の大部分は最初の5年間（critical period）に起こっていると指摘している。Birchwoodら[19]は，長期予後は精神病の早期段階で決まり，また予測できると示唆している。よって膨大な医療資源を治療にあまり反応せず症状の固定した患者に投じ続けるよりは，早期の症状悪化の予防に用いた方が賢明だといえよう。実際に，いくつかの予備的な研究では，医療資源を早期精神病の集中的治療に投じた方が，症状寛解が早いだけでなく長期予後も改善するので，結果的に長期間での費用が少なくてすむと指摘されている。[10, 20] 早期治療で考えられる利点には以下のものがある。

- 回復の迅速化
- 社会生活や仕事の中断の減少
- 長期予後の改善
- 入院の減少
- 長期間での医療費の減少

初期治療をしてから2年間以内に40～60％の患者が再発すると

予測される。[21,22] そして再発を繰り返すごとに治療に反応しなくなり，社会的機能が荒廃していく。薬物による維持治療はある程度の予防効果があると考えられるが，社会的機能を損なうような投与量は避けるべきである（5章を参照）。

　精神病に対する早期の心理社会的な調整に関する既存研究はほとんどみられないが，これは非常に重要な話題である。この時期には自殺のリスクが高いが，これは精神病症状を経験したり重大な精神疾患の診断を受けることで心構えや将来の見込みが一変することを思えば，それほど驚くことではない。自尊心の低下や絶望，さらには社会的な偏見や地位の喪失のために，精神病早期は自傷行為のリスクが高い時期である。[23]

　初発精神病患者の長期的な前方視的コホート研究は極めてその数が少なく，90例の初発精神病患者を10年間ドロップアウトもあまりなく1カ月ごとに再調査したマドラスでの報告は重要である。この報告では，2年目で対象の25％は陽性症状も陰性症状も固定化し，それ以上の悪化や陰性症状の代わりに陽性症状が出現することはなかった。[24] 3～5年間後にそれ以上の悪化がみられなかったという結果は他の研究でも報告されている。[25,26]

V. まとめ

　この10年間に精神病の理解は急速に進んだ。われわれは，現在この知識が臨床の場に流れ込み，患者と家族に新たな希望をもたらしていると確信している。新しい薬物治療や心理社会的治療の利益を最大限にするには，医療機関と最初に接触をもったときから患者に焦点を合わせる必要がある。

特に可能な限り早期の段階で初発患者を発見し，治療すれば，二次的な障害や社会的不利の進展のある部分を防止できる可能性がある。精神病の初回エピソードに苦しむ患者には特別な配慮が必要である。本著の目的は，初回エピソード患者に照準を合わせることにより，患者が何を必要としているかを理解し，専門的な治療的介入を発展させ，機能低下を予防または改善することが可能になることを示すことにある。

2章 初回エピソードの症状と評価

　精神病の発病時の臨床像は，年齢，性別，状況，さらには分裂病と気分障害のどちらが根底にあるのかなどによって，患者ごとで大きく異なる。もっとも，分裂病と気分障害をすぐに鑑別できないこともよくある。ゆえに症状というものを，どんな異常性が主にみられるかという観点から検討する方が有用である。すなわち，この異常性がしばしば適切な治療のための良い指針となるのである。例えば，最終診断が分裂病であろうとなかろうと，精神病症状が存在すれば抗精神病薬治療の必要性が示唆される。[6] 一般には精神病の証明と見なされる幻覚のような症状であっても，例えば入眠時や愛する人との死別後には，健常人にも経験される場合があることも忘れてはならない。その症状の強さや持続性，そして社会的機能への影響によって，それが精神病の初発症状であるかどうかがわかるのである。

　同じように，発病の仕方は潜在性なものもあれば，極めて急性なものもあるだろう。分裂病患者のある者は幼年期の人格や認知の障害を背景としつつ潜行性に進展するので，精神病の前駆期や精神病自体さえもいつ始まったのか，わかりにくいことがある。

Hafnerらは精神病症状の進展を詳細に研究し,潜在性に発病する症例では陰性症状が陽性症状の数年前から出現することが多いと主張している。[27] そのような潜在性の発症は特に不吉であり,治療成果が不良となることが予測される。反対に急性な発症では,より治療成果が良好な分裂感情障害,躁病,薬物誘発性障害が予測される。逆説的ではあるが,引き起こされる問題が華やかで,社会的に明らかな問題が引き起こされるほど,治療成果は良好となる。精神病の徴候や症状は標準的な教科書[28,29]に十分に記載されているが,ここでは表2でその概略を簡潔に示している。

表2 精神病の臨床症状

知覚の障害		
幻覚:		幻聴(最も一般的)
		幻視
		幻嗅
		幻触
		臓器幻覚
妄想:		異常な信念(例;虚無的,誇大的)
思考の流れの障害:		思考の量とスピードの異常
思考の形式の障害:		思考の関連の仕方の異常
思考の体験の障害:		自分の思考は自己のものであるという通常の感覚の障害
感情の障害		
性質の変化	高い,あるいは低い	
反応性の変化	不安定,あるいは鈍麻	
不適切	不適切な笑い	
認知の障害		
病識の障害		
運動の異常		

Ⅰ. 精神病の診断の確定

ほとんどの精神疾患と同様に，初回エピソード精神病において適切な診断に到達するためには，明確な病歴を聴取し，精神状態と身体への徹底的な検索を施行しなければならない。そのような評価方法の詳細はこの章の範疇ではないが，標準的な教科書[30]には記載されている。血液検査やX線写真では診断できないので，臨床家による情報を引き出す技術が最も重要である。臨床家が最初に直面する診断上の課題は，極めて広範囲な精神科的および身体的疾患から精神病エピソードを識別することである。

Ⅱ. 除外すべき疾患

1. 身体疾患

精神病症状を呈する身体疾患は比較的稀であるが，重篤であっても適切な治療を施せば改善する可能性があるので，以下の疾患を認識あるいは除外することが重要である。

- てんかん（特に側頭葉てんかん）
- 中枢神経系の外傷および新生物
- HIV感染症（大脳病変の有無にかかわらず）
- 脳炎
- ハンチントン舞踏病
- SLE

- 神経梅毒
- 内分泌疾患（例：甲状腺障害，副甲状腺障害，クッシング病，アジソン病，褐色細胞腫）
- 代謝疾患（例：B_{12}欠乏，葉酸欠乏，ポルフィリン症，慢性的低血糖，ウィルソン病）

必要な検査

すべての患者において，標準的な全血球算定，電解質検査，尿検査を施行すべきである。胸部X線写真，甲状腺および肝機能検査，B_{12}および葉酸値測定も行うべきかもしれない。患者が十分に平穏なら，脳波はもちろん脳のMRI（MRIがなければCT）も施行すべきである。稀ではあるが，腰椎穿刺が必要なこともあるだろう。心疾患が疑われる患者，あるいはQTc延長をきたす薬物が投与される患者にはすべて，心電図を施行すべきである。

2. 精神科的問題

一般に，こちらの方が診断上の問題が多くあがってくる。これは一部には精神病症状が元来の異常な人格にしばしば上乗せされて現れるためだが，精神病とある種の人格障害との間に明確な境界線がないためでもある。実際，患者が抗精神病薬によく反応して初めて，最初は人格障害から二次的に生じたと診断されていた行動異常が，実は精神病の症状であったとわかることさえある。

- 思春期の混乱
- 分裂病型人格障害
- 境界性人格障害

- 文化の違いによって引き起こされた症候群
- 虚偽性精神病（稀）

必要な検査

このような疾患は，詳細な精神科的および社会的評価を行わないと除外できない。これはもちろん全般的な心理社会的評価の一部として行うことも可能だし，そうした全般的な評価は7, 8章に概説したいずれの心理社会的治療の開始前にも必要なものである。神経心理学的機能検査を含めてこれらの評価を行うことは重要であるが，これらは治療開始から数週間後で，患者が検査に集中できるようになるまで待った方がよいだろう。

III. 精神病の分類

機能性精神病の初回エピソードであると診断が確定したら，次の問題は，可能なら，その病気がどのタイプになるのか判定することである。これは明快で特有の病像を呈する症例なら可能だろうが，それ以外の症例では不可能である。このため患者をある特定のカテゴリーに不適切に分類してしまうよりは，より一般的な病名分類に留めた方が適切なことが多い。実際，最近の多くの研究により，精神病は精神病理の連続体と考えた方がよいことが示唆されている。[31]

したがって，短期間の精神病エピソードが1回だけ生じた幸運な患者には，急性精神病という診断以上のものをつけるわけにはいかない。これ以外の患者では，臨床像は初回エピソードの後半やそのさらに後になって，時間と共に明確になるだろう。「機能

性精神病」という病名に含まれる主要な疾患を以下に示す。

- 精神分裂病
- 分裂感情障害
- 感情性精神病：躁病，精神病性うつ病，混合性感情性精神病
- 薬物誘発性精神病

初回エピソード患者の中には，分裂病と思われる症状や徴候を示すのにICD-10やDSM-Ⅳの診断基準を完全には満たさないため，「分裂病様障害」と診断される者もいれば，引き続き「非定型精神病」と見なされる者もいる。また時には，持続性妄想性障害の診断が下される患者もいる。

気分障害あるいは薬物乱用により精神病症状を呈していないか鑑別することは，特に重要である。

1. 気分障害

分裂病と感情性精神病との鑑別が重要なのは主に，患者が抗精神病薬だけでなく気分安定薬も投与されるべきかという点にある。躁病の古典的症状とは別に，易刺激性，怒り，パラノイアも気分安定薬の適応かもしれない。感情症状がほとんどの時に出現しているなら，気分と一致した奇異な妄想や幻覚は躁病の診断と全く矛盾しない。

2. 薬物乱用

処方された薬物でも乱用された薬物によっても，精神病エピソードの発症が促進される。素因などがある場合は，ステロイドが

躁病の原因となり得る。分裂病の陽性症状と同様の症状はLSD,エクスタシー（E），アンフェタミンでも出現する。フェンシクリジン（PCP）は無感情や情動的引きこもりや動機づけの喪失だけでなく，陽性症状の原因ともなり得る。多くの臨床家は長期にわたるカンナビス（大麻）の大量乱用が精神病を誘発する場合があると考えている。初回エピソード精神病では，全例に尿のスクリーニング検査を行うべきである。毛髪分析が施行可能な施設なら，この方がより精密であり，はじめは薬物乱用を否定していても乱用が証明されることが多いという最近の研究もある。[32]

Ⅳ. リスク評価

これ以外の好ましくない行動，特に自殺と暴力のリスクの評価は極めて重要である。

1. 自　　殺

結果的に精神病患者の約10〜15％が自殺する。[33] そのリスクは最初の数年間に高い。例えばVan Osら[34]は，最近発症した精神病患者の4％が4年の観察期間中に自殺したと報告している。絶対的な予測などあり得ないが，若い男性患者やIQが高くて以前に良好な社会的および職業的機能を示していた患者は特にリスクが高いようである。不快気分や抑うつ症状，過去の自殺企図の既往，薬物およびアルコール乱用も有効な予測因子である。[35]

2. 暴　　力

精神病患者による暴力行為は，万難を排して避けられるべきで

ある。なぜなら暴力のおそれがあると，例えば警備の物々しい司法施設に委ねられたりするなど，患者の人生が永久に変わり得るからである。ひどい暴力は，病気のより後期の段階にある患者が犯す傾向がある。その主な予測因子は，一般人口における暴力の予測因子と類似しており，男性，失業状態，薬物およびアルコール乱用である。もちろん分裂病あるいは妄想性障害の診断では，リスクが高くなる。[36]

3章 発病前の状態とリスクファクター

 多くの症例において，精神病は出し抜けに発病するのではなく，正常な状態からのずれが増幅していき，それが頂点に達するといったふうに発病することが近年明らかになってきた。それゆえ，本章では以下の点について論ずることにする。

1. 幼年期の履歴
2. 前駆期
3. リスクファクター

I. 幼年期の履歴

 後に精神病が発病する人々の幼年期の状況を確かめるために，いろいろな研究方法が用いられている。

1. 母親の回想による研究

 研究者たちは精神病患者の母親と面接し，患者の幼年期の発達について調べている。例えばFoersterらは，その後に分裂病にな

った子供について，母親たちは特に読むことに関して発達上の問題があったこと，また分裂病質や分裂病型の特徴が多かったことを想起したと報告している。[37,38] 同様にCannonらも70例の分裂病患者と28例の双極性障害の母親から，幼年期の状況に関するデータを収集した。[39] 健常者と比べて両群とも幼年期の適応が不良であったが，分裂病群は双極性障害群と比べて，最も適応の不良なグループに分類される傾向が5倍も高かった。

2. 幼年期の診療録による研究

研究者たちは，成人の精神病患者で以前に小児精神科の受診歴のある患者の過去の診療録を検討した。そして，後に分裂病になる子供にはIQが低く，学校での成績が不良な者も認められた。

3. ビデオテープ研究

Walkerらは特に斬新な手法を用いている。[40] Walkerらはその後に分裂病になった患者の幼年期のビデオテープを入手し，一緒に育った兄弟のビデオと盲検法で比較した。そうすると，その後に分裂病になる子供は，ぎこちなさや奇妙な動きといった運動異常を示す傾向が強いことが明らかになった。

4. コホート研究

これまでに述べた手法はどうしてもバイアスがかかってしまうが，これを避けるために，4番目の手法では無作為に抽出された対象が幼年期から成人期まで追跡された。Jonesらはこうした手法により，1946年のある1週間に英国で産まれた4,746人の子供の生活歴を調査し，その後も彼らが43歳になるまで何回も調査

を行った。[41] 後に分裂病が発病した30例の子供では，運動機能発達の指標（例：歩行）に軽微な遅れが認められた。健常な子供と比べて，後に分裂病になる子供は，4～6歳時に独りで遊ぶ傾向が強く，8歳時にはすでに認知機能検査の成績が不良であった。興味深いことに前述したビデオテープ研究と同様に，後に分裂病になる子供は運動異常を示す傾向が強かった。それゆえ分裂病患者に認められる運動異常のすべてが抗精神病薬のためとは断定できないのである。

精神病症状が出現するよりずっと以前から，運動，認知，社会機能の欠損を示す分裂病患者が一定の割合で存在することは明白である。明らかでないのは以下の点である。

① そうした幼年期の異常によって特徴づけられるような，分裂病のサブグループが存在するのかどうか，

あるいは

② 幼年期の欠損は分裂病本来のプロセスが早期に現れたものか，それともそのような異常はその後の分裂病症候群の発症の単なるリスクファクターにすぎないのか。[41, 42]

さらにこの知見が分裂病に特異的なのかということにも疑問が残っている。なぜなら分裂病患者にみられたのと同様の神経学的異常や社会的および認知的発達の軽微な違いが，分裂病以外の精神病や気分障害患者の一部にも存在することを示す証拠が出てきたからである。[43] 例えばVan Osら[22]は，Jonesら[41]の調査と同じような国民の出生による前方視的コホート研究を行い，発達指標の遅延や言語の欠損および認知障害は，慢性的うつ病のリスクの

増大とも関連することを示した。主な相違点は，後に分裂病になる子供と比べて，後にうつ病になる子供は，幼年期の機能不全がより軽いことであった。また，後にうつ病となる子供は，7歳時に校医から「陰気だ」と見なされる傾向が強かった。

5. 精神病の親をもつ子供

親が精神病である子供たちについての研究もある。このようなハイリスク研究で最も有名なのはデンマークのParnasら[44]によるものである。彼らは母親が分裂病である思春期前〜ティーンエイジの子供200例と，このようなリスクをもたない100例の子供とを比較検討した。両群の平均年齢は共に15歳であり，両群とも6年間追跡された。この時点ですでに，ハイリスクの子供のうち20例が精神科的病状を呈していた。そしてこれらの群は，特に出生・妊娠中の合併症の既往があることと，より偏った自閉的反応が検査で認められることが特徴であった。Mednickら[45]による研究も有名であり，ハイリスクの子供では出生時の体重が軽かったと報告している。一方Schulsingerら[46]は，それらの子供の中でも特に産科的合併症があった者が分裂病になることを示した。

II. 前精神病期あるいは前駆期

明らかな精神病の出現以前に，前駆症状が出現する場合がある。KeithとMatthewsは，前駆症状は精神病の発症と時間的に関連する様々な行動の一群であると記載している。[47] Loebelらは前駆期を，通常とは異なる一連の行動の始まりから精神病症状の発症

までの時間的な間隔と定義しているが,[5] Beiserらは,最初に気づかれた症状から現在の精神病症状が発症するまでの期間と解釈している。[7]

　前駆症状は不快気分,睡眠障害,社会的引きこもりといった一般的なストレス反応と,知覚や情報の処理に関する障害といった精神病エピソードの早期の特徴とが組み合わさったものであろう(表3)。そのような症状は非特異的で,思春期には稀なものではなく,定義から言っても,精神病的というよりは,その前駆を成すものである。さらに前駆症状という概念が本質的にレトロスペクティブなものであるため,回想の正確さが問題となる。最初の変化から明らかな精神病症状の出現までに長い期間があれば,回想に影響が及んでも不思議ではない。[48] 回想は「後で意味を探そうとする努力」によっても変わってくるだろう。すなわち患者や家族は,病気の始まりと関係があると思われるような何かを探し出し,その時からこれらの問題が始まったとするのである。[49,50] また病歴を聴取されている時の患者の精神状態も回想に影響を与え

表3　初回エピソード精神病で最も一般的に記述される前駆期の特徴

- ●気分の変化:抑うつ,不安,気分の変動,易刺激性
- ●認知の変化:奇妙なあるいは普通とは言えない観念,
　　　　　　　まとまりのなさ,勉強や仕事の不振
- ●知覚の変化:自己や外界に対する知覚の変化
- ●行動の変化:引きこもりや社会的関心の喪失,疑い深さ,
　　　　　　　役割遂行機能の低下
- ●身体的変化:睡眠や食欲における変化,エネルギーの喪失,
　　　　　　　気力やモチベーションの低下

YungとMcGorry[51]

3章　発病前の状態とリスクファクター

るだろう。そして，早い時期に問題に気づかなかったことに重い罪悪感と責任を感じる家族もおり，このことも最初の症状の時期に関する記憶に影響を与えることがある。

　YungとMcGorryらによって提唱された別のアプローチでは，このような前駆期を「リスクが高い精神状態」と考えている。[51] すなわち「リスクが高い」時期にあるすべての人々が，明らかな精神病に進展するわけではない。一連の「リスクが高い精神状態」を経験した後，そこから回復するか否かは，精神病エピソードの可能性を高めることが知られている様々な因子（ライフイベントや家庭のストレス）との関係によるのである。このようなリスクが高い状態を見いだすための基準としては以下のものがあろう。

- 社会的機能が元来のレベルから明らかに変化していること
- 知覚の変化や関係念慮あるいは妄想気分のような特定の症状の存在
- 分裂病型人格障害[19]

　前駆症状は精神病へと進展することもあるが，なかにはそれ以上は進行せずに正常な落ち着きを取り戻す患者もいる。ただし，前駆症状から明らかな精神病エピソードへ移行するリスクがどの程度あるのかに関しては，データが存在しないことに注意すべきである。それゆえ，前駆症状のみを示す症例に，あたかも精神病の確定診断がすでに下されたかのように介入するのは適当なのかという疑問が生じる。思春期や青年期のそうした症例の中には，明らかな精神病エピソードへ移行しない者もかなりいるので，これらの患者の治療にはいくつかの複雑な倫理的問題が存在する。

これらの患者は特に治療しなくても良くなるかもしれず,そうした患者を治療する際に生じるリスクは正当化されないとも言われかねない。

精神病への進展と統計的に関連がある幼年期の特色や前駆症状が存在するということから,そのような人々を選定するための大規模なプログラムを行うべきかどうかという疑問が生じる。Van Osら[31]は以下のことに基づいて注意を促している。

① 既知のリスクファクターは弱い予測因子にすぎない
② そのため,そのようにして選定された個体のほとんどは精神病にならない
③ 介入が効果的でないかもしれず,おそらく費用に見合うだけの効果は得られない

しかしながら,Yungらは精神病エピソードに進展する可能性が高い(約50%)青年を選定できる可能性を指摘している。[52] Yungらは症状や徴候だけでこのグループを選定するのではなく,家族の精神病既往歴や,精神病の可能性があるとして以前に早期精神病ユニットに紹介されたという事実も利用している。

III. リスクファクター

精神病のリスクには多くの因子が関連しているが,それらの中には原因と考えられるものもある。リスクファクターの中には,いくつかの精神病に重複して関係しているものがあること,生物学的リスクファクターは晩年発病よりも若年発病により多く見い

だされることが明らかにされている。

初回エピソード精神病のリスクファクターを実際的に分類すると以下のようになろう。

- ●素　　因
    遺伝的因子
    早期の環境危険因子
- ●促進因子
    不幸なライフイベント
    薬物乱用

1. 素　　因

i. 遺伝的因子

a. 家族研究

いくつかの精神病性障害が群がって出現する家族がある。すなわち，精神病にかかっている人の親族は精神病性障害を示すリスクが高く，[53]特に若年発病の場合にはそのリスクが高まる。このため，若年発病の分裂病[54]や若年発病の気分障害[55]の患者の親族は，晩年発病の場合よりも，分裂病や気分障害のリスクが高いのである。

いろいろな精神病をそれぞれ純粋な系統として位置づけようという流れもあるが，これは絶対的なものとは言い難い。いくつかの家族研究で，分裂病患者の親族は分裂病だけでなく他の精神病や関連する人格障害のリスクも高く，[56]同じように双極性気分障害の親をもつ子供は分裂病を発病するリスクも高いことが見いだ

されている。さらに複数の精神病患者のいる家族研究で，分裂病と気分障害は同じ家族に起こり得ることが示されており，さらに分裂感情障害患者の親族は分裂病と感情性精神病の両方のリスクが高いことが知られている。[57] 家族の中で精神病が起こると多くの家族は罪悪感を抱くために，正確な家族歴を聞き出すことは非常に難しいだろうし，特にその患者以外の家族にもそのような徴候がある場合には困難となる。

b. 双生児研究

双生児のいずれもその病気になれば「一致」とされ，片方だけが病気になった場合には「不一致」とされる。二卵性双生児より一卵性双生児の方が有意に一致率が高い場合には遺伝的影響が示唆される。分裂病の双生児研究では一卵性での一致率は31〜58％であり，二卵性では4〜27％である。[53] 双極性気分障害では一卵性の一致率は79％とさらに高く，二卵性では19％である。[58]

c. 養子研究

分裂病に関する養子研究の結果は，遺伝の寄与が明らかに高いという点ですべて一致している。[59, 60, 61, 62] 双極性気分障害の養子研究は数少ないが，MendlewiczとRainerは双極性障害の養子の育ての親は12％が気分障害だったのに比べて，生みの親は28％が気分障害（主に単極性）だったと報告している。[63]

d. 連鎖研究 (linkage studies)

連鎖解析（linkage analysis）では，既知の染色体上の部位にある遺伝マーカーが精神科的疾患に関してどれくらい連鎖しているか，すなわちその障害と遺伝マーカーがどれくらい共分離（cosegregation）しているかを解析する。分裂病の連鎖研究の結果は一致していないが，[64] これは双極性障害でも同様である。[65]

e. 相関研究（association studies）

この方法では，他の方法で精神病との関連が示唆された特定の遺伝子を選抜したうえで，その遺伝子の分布が患者と健常者でどう違うかを調べる。もしそのような違いがあれば，その遺伝子自体が精神病への易罹病性に影響しているか，あるいはその遺伝子が病気の遺伝子の近くに位置していることが示唆される。精神病で検査される遺伝子の候補にはドーパミンやセロトニン経路，免疫系や神経発達に関連するものが含まれる。分裂病ではドーパミン D_3 受容体,[66,67] 5-HT_{2A} 受容体,[68] そして非常に多型性に富んだ HLA 遺伝子座[68,69] の遺伝的変異に関して，正の（あるいは負の）相関が報告されている。双極性気分障害では，セロトニントランスポーターのプロモーター領域における機能的変異との関連が示唆されている。[70]

相関研究では，既知の遺伝子ではなく，遺伝子上のマーカーを利用することもある。[71]

後の世代ほど重症になり，精神病の発病年齢が早くなる家族もある。このことから「表現促進現象（anticipation）」が起こっている可能性が示唆される。「表現促進現象」はいくつかの神経疾患に起こり，3塩基配列の繰り返しが世代間で伸びることが原因だと知られている。[72] 分裂病や双極性気分障害患者において，繰り返しのサイズが有意に大きいことを報告しているものもあるが，[73,74] これを認めない研究もある。1つの可能性としては，そのような繰り返しの伸展は特に極めて早い時期（すなわち幼年期）に発病し，遺伝的因子が特に重要な役割を果たしていると考えられる精神病患者にみられるのかもしれない。

ii. 早期の環境危険因子

双極性気分障害や分裂感情障害では,環境因子よりも遺伝的因子の影響の方が,はるかに大きいと想定される。この2つの障害では,分裂病と比べて遺伝的影響が強いようである。表4に示したように,CannonとJonesは分裂病に関する種々のリスクファクターの相対的重要性を詳細に分析した。[75] 逆説的なことに,どの遺伝子が関与しているのかはほとんどわかっていないのに対して,どの特定の環境因子が関連があるのかはずっとよくわかっている。

胎生期と周産期

産科的合併症が分裂病発現のリスクファクターであることは繰り返し述べられてきた。[76,77] 初期の報告では,多くの研究が出産前

表4 分裂病の遺伝的・環境的リスクファクターの相対的重要性[75]
(オッズ比または相対危険度で表示)

リスクファクターの種類	特異的リスクファクター	相対的重要性
遺伝*	分裂病患者の一卵性双生児	46
	分裂病患者の二卵性双生児	14
	分裂病患者の子供/兄弟	10
出生前と周産期**	出生時の合併症	2
	重症な栄養不良(第1三半期)	2
	母体のインフルエンザ(第2三半期)	2
	望まれざる妊娠	2
発達**	発達指標の遅れ	3
	言語障害	3
出生後**	慢性的なカンナビス使用	2

*相対危険度 **オッズ比

と周産期についての母親の回想に基づいていたことで批判を受けた。しかし出生に関する記録の原文を調査した研究でも同様に，健常者よりも分裂病患者の方が産科的合併症が多いことが報告されている。[78,79,80] 産科的合併症については，特に若年発病の患者において報告されている。[81]

関連する産科的合併症には以下のものがある

- 低出生体重
- 早産および妊娠期間に比して小さい（SFD；small for date）状態
- 子癇前症
- 遷延分娩
- 仮死

これらの主張を裏づける研究のほとんどは小規模なものであったが，最近になって，総計854人の分裂病患者と健常者から集めたデータをメタアナリシスした結果，これらの主張が確かめられ，共通する因子は低酸素と虚血による脳障害のリスクであることが示唆された。また一般人口と比べて分裂病患者では出生時体重が低いことも示された。[81] さらに健常者と比べて，後に分裂病になる者は出生時の頭囲が小さい傾向があり，[78,80,83] 早期の脳の成長障害が示唆された。

出生前のウイルス感染への曝露にも関係がある。分裂病と双極性障害の患者は冬から春の生まれが若干多く，晩夏と秋の生まれが少ない。[84,85] この関係を説明する様々な理論が出されているが，出生前の冬にウイルス感染した結果，微細な脳損傷が生じるとの

議論が最もよく行われている。冬／春生まれの患者が多いという傾向が都市部で最も顕著になるという事実から,冬と人ごみによって広がるような感染が示唆され,したがってそうしたパターンを示すインフルエンザの流行に関心が寄せられてきた。またIsohanniらは母体の発熱と分裂病との関連,および幼年期の大脳感染症あるいは痙攣と,後に発症する分裂病との関連を指摘している。[86]

iii. 脳の構造

CTとMRIを用いた数多くの研究で,分裂病における脳の構造上の微細な異常が指摘されている。側脳室と第3脳室の拡大が最も一貫した神経解剖学的変化であるが,MRI研究では脳溝やCSF腔が全般的に拡大していることも示されている。[87] CSF腔の増大は脳の容積の減少が原因のようである。実際に最近のMRIによる報告では,分裂病における灰白質の全般的な容積の減少は約5〜10％程度だと示唆されている。[88,89] 剖検による研究でもneuroimagingでの所見が概ね確かめられている。[90,91]

分裂病初回エピソードにおけるneuroimaging研究でも異常が指摘されているが,8年後まで患者を追跡した研究では一般に異常の進行は認めなかった。これらの所見と,若年発病の患者ほど異常が重度な傾向があるという証拠から,この異常は神経発達過程における障害から二次的に生じたものであることが示唆される。

分裂病患者のうち相当数が,症候的な病期が始まる何十年も前から,脳の秩序だった発達の障害を受けているという神経発達異常仮説（neurodevelopmental hypothesis）が提唱されている。[92,93]

iv. 遺伝子と環境の相互作用

 精神病の発生には,遺伝と環境による影響の相互作用が重要だと思われる。養育と生物学的脆弱性の相互作用も報告されている。[62, 94] また,産科的合併症も遺伝的因子と相互作用し,分裂病のリスクを高めるおそれがある。[95, 96, 97]

 図1に示したように,精神病性障害への潜在的脆弱性は一般人口の中に正規分布して,そしてその脆弱性は遺伝的(多遺伝子的)影響と環境的影響との組み合わせで決定されており,それらの脆弱性がある閾値を超えるとが精神病が発症するのかもしれない。この一般人口に対してさらなる環境因子が作用すると,この曲線

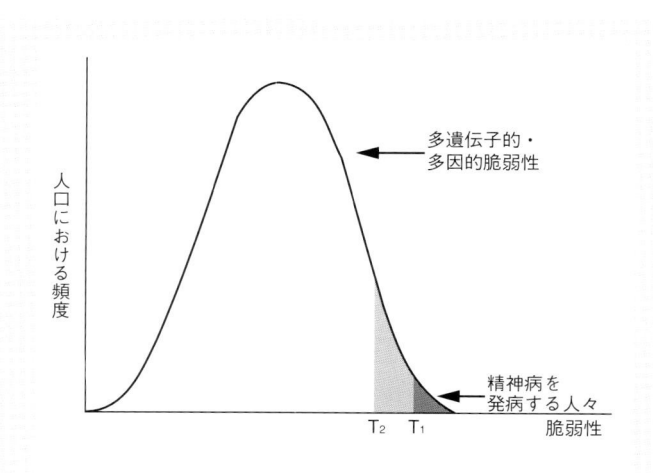

T1=これ以上であると精神病エピソードを呈する閾値
T2=これ以上であると関連する障害あるいはサブクリニカルな関連症状を呈する閾値

図1 多遺伝子的・多因的な精神病への脆弱性が一般人口の中に正規分布するという仮説

は右方向にシフトするようになる。

2. 促進因子

　前項で論じられたように，早期の素因は，それが遺伝的因子であれ早期の発達における障害であれ，その個体に精神病を発病しやすくさせるような負因となる。しかしながら，それでは何故，ある特定の時点で，それぞれの人が発病するのかは説明されていない。精神病初回エピソードにおける一連の流れにおいて，発病の近くに生じた促進因子は明らかに興味を引く。これは特にこれらの因子が，遺伝やその他の生物学的素因よりも治療的介入の対象になりやすいからかもしれない。確かに，多くの患者では，しばしば明白な促進因子に続いて初回の病状を経験する。その最も明らかなもの2つをあげると，それは好ましくないライフイベントと薬物乱用である。

i. ライフイベント

　ストレスは精神病を促進し得る。不幸なライフイベントが気分障害の原因として重要な役割を果たしていることは，一般的に同意が得られている。[98] 分裂病の発病（あるいは再発）前の3週間に，ストレスとなるライフイベントが過度に存在していたことが報告されている。[99] 重要な方法論的改良を取り入れた3つの研究がより最近になって行われ，ライフイベントと精神病の発病との関連が支持されている。[100, 101, 102] しかし多くの専門家は，社会生活の中での不運な出来事は，もともと素因のある個体に影響を及ぼすが，それらは病気の一義的な原因ではないと考えている。このようにライフイベントは，素因があり，緊迫した困難な状況下にある

人々において，症状を発現させる引き金となることが示唆されている。[103]

ii. 薬物乱用

臨床家は一般に，精神病は薬物乱用により促進され得ると考えており，また薬物使用と精神病の発病との関連も多く報告されている。しかし，薬物の使用前から存在していた精神症状を自己治療しようとする無益な試みとして，これらの薬物が用いられた可能性を排除するのは，しばしば困難である。[104] 精神病症状は，特に以下の薬物の乱用に引き続いて生じる。

- アンフェタミンやコカインのようなドーパミン作動薬
- LSD，PCP，エクスタシーのような幻覚を起こす薬物
- カンナビス

はじめの2種類の薬物の役割については，ほとんど疑問の余地はない。例えばアンフェタミンやPCPによって誘発された精神病は，分裂病の多くの症状とよく似ている。米国以外では，アンフェタミン精神病がより多いが，一般的にはこの薬物を大量・長期間使用してきた者に認められる。これは乱用を中止すれば数日以内にたいてい消退する。

しかし，カンナビスの役割については激しく論争がなされている。カンナビスに関連した精神病は，分裂病と気分障害の両方の症状を有する，より多型性のものと思われる。[105] カンナビスの使用が精神病リスクの増大，[106] 不良な治療成果そして精神病の再発率の増加[107, 108]と関連があることを示す証拠が限定的ではあるが

存在する。精神病の発端者の親族において，カンナビスの尿検査が陰性だった者より陽性だった者の方が，分裂病の有病率が有意に高いことが示されている。[102] 易罹病性と関連する遺伝子（群）をもっている個体において，カンナビス使用が精神病を促進するのかもしれないし，カンナビスを使用する同胞が他の同胞へと大量乱用の習慣を伝えるという解釈もできる。

　薬物乱用が生涯にわたる分裂病あるいは気分障害を，新たに生み出し得るのかについては明白な証拠はない。大部分の専門家の意見では，不幸なライフイベントと同様に，それ以前から存在する生物学的脆弱性が必要であることが示唆されている。しかし基礎となるデータがほとんどないために，そのような確信も信念としての論説になりがちである。

3. 分裂病vs感情性精神病

　ある特定の原因が，機能性精神病の中のある診断カテゴリーに特異的だという証拠はほとんどない。むしろ分裂病と感情性精神病とのカテゴリーの間には，質的ではなく量的な違いがあることが指摘されている。家族の分裂病リスクの高さと神経発達的因子（例えば産科的合併症や脳容積の減少）の存在は，緩徐な発病で陰性症状が優勢というような精神病理症状と，特異的ではないが，優先的に関連がある。一方，家族の気分障害リスクの高さと不幸なライフイベントは，急性の発病，感情症状の優勢さ，陰性症状の少なさに関連がある。

4章 抗精神病薬
－その効果と副作用

　精神病治療のために処方された最初の薬物はクロルプロマジンであった。[110] その後の35年間にわたり，類似した薬理学的プロフィールを有する多くの薬物が登場した。これらは「従来型」あるいは「定型」抗精神病薬と呼ばれている。ところが1990年代初頭に，クロザピンが多くの西欧諸国の市場に登場してから状況は一変した。クロザピンは動物およびヒトにおける研究において，明白に異なるプロフィールを有する最初の抗精神病薬であった。この薬物は錐体外路症状を引き起こす可能性が低いことから，「非定型」抗精神病薬と名づけられた。[111] それ以後，類似の抗精神病薬が合成されるようになった。非定型抗精神病薬の定義については一部に見解の相違があるが，それらは表5に示した基準を満

表5　非定型抗精神病薬の特性（Lieberman[112]より）

非定型抗精神病薬の特性
治療抵抗性患者に対して，あるいは陰性症状や認知機能障害などの症状に対して，より優れた効果がある。遅発性ジスキネジアを含めて，EPSが軽度である。

たすという点については一般的な合意が得られている。[112]

I. 従来型抗精神病薬

従来型抗精神病薬には，次の4つのカテゴリーがある。

- フェノチアジン（3つの異なるサブグループがある）
- ブチロフェノン
- チオキサンチン
- ジフェニルブチルピペリジン

それぞれの例が表6に示してある。

臨床用量では，どの従来型抗精神病薬もドーパミンD_2受容体だけでなく，その他の神経受容体への多彩な親和性を有している。例えばクロルプロマジンは，フランスの製薬会社であるローヌ・プーラン社からlargactylの名で上市されたが，それはその広い親和性スペクトラムを反映した，広い作用範囲（large range of action）によって名づけられたものであった。

表6 従来型抗精神病薬

	化学的グループ	薬物名
1a	フェノチアジン（脂肪族系）	クロルプロマジン，プロマジン
1b	フェノチアジン（ピペリジン系）	チオリダジン
1c	フェノチアジン（ピペラジン系）	トリフルオペラジン，フルフェナジン
2	ブチロフェノン	ハロペリドール，ドロペリドール
3	チオキサンチン	フルペンチキソール，ジクロペンチキソール
4	ジフェニルブチルピペリジン	ピモジド

表7 フェノチアジンの性質

化学構造式	鎮静	抗ムスカリン作用	EPS
フェノチアジン（脂肪族系）	+++	++	++
フェノチアジン（ピペリジン系）	++	+++	+
フェノチアジン（ピペラジン系）	+	+	+++

　従来型抗精神病薬は種類によって，鎮静，抗コリン（抗ムスカリン）性副作用，錐体外路系副作用（EPS）の生じやすさに違いがある。[113] フェノチアジンの3つのグループ間における，これらの違いを表7に示した。

　フェノチアジン以外の化学的グループに属する従来型抗精神病薬の作用特性は，ピペラジン系フェノチアジンと類似している。これら効果の違いは，以下に示す親和性の違いとして理解できる。[114]

- ヒスタミンH_1受容体（鎮静）：
  クロルプロマジン＞チオリダジン＞フルフェナジン
- ムスカリン$m1$受容体（抗ムスカリン作用）：
  チオリダジン＞クロルプロマジン＞ハロペリドール
- $m1/D_2$比（EPSの改善）：
  チオリダジン＞クロルプロマジン＞フルフェナジン

　極めて単純な法則として次のものがあげられる。低力価高用量の薬物（クロルプロマジン，チオリダジンなど）は，鎮静と抗コリン作用を起こしやすいがEPSは生じにくい。逆に高力価低用量の薬物（ハロペリドール，ピモジドなど）は鎮静や抗コリン作用は生じにくいがEPSを起こしやすい。

4章　抗精神病薬－その効果と副作用

ほとんどの定型抗精神病薬は主に肝臓で排泄される。肝臓では多型性に富むCYP2D6を含むチトクロームP450系による代謝を受ける。ここでの薬物相互作用については後述する。

II. 非定型あるいは新たな抗精神病薬

　90年代に導入された非定型抗精神病薬は，以下の2つのグループに分けることができよう。1つは構造的にクロザピンに類似したグループ（オランザピン，クエチアピンなど）で，もう1つのグループはそれぞれが構造的にはクロザピンとは異なるが，受容体への親和性はそれぞれ類似しているもの（リスペリドン，セルチンドール，ジプラシドン）である。[114]

　クロザピンは広範囲の受容体親和性を有している。そしてセロトニン受容体への親和性が高い（特に5-HT_{2A}と5-HT_6と5-HT_{2C}には高く，それより低いが5-HT_3にもある）。セロトニン受容体以外にも，臨床と関連するところでは，α_1アドレナリン，m1ムスカリン，H_1ヒスタミン，α_2アドレナリン受容体との親和性がある。[114, 115] またD_4受容体への親和性も高いが，D_2，D_1，D_3受容体への親和性は中等度でしかない。オランザピンは，in vitroの受容体結合ではクロザピンと類似したプロフィールを有しているが，D_1，D_2受容体への親和性はクロザピンよりも高い。

　2つめのグループはドーパミンD_2受容体とセロトニン5-HT_2受容体への親和性が高く，拮抗薬として作用するという点で類似しており，セロトニン・ドーパミン拮抗薬（SDAs）として知られている。[115] この他に，これらの薬物はα_1アドレナリン受容体への親和性もかなり高く，またセルチンドールとジプラシドンでは

D₁受容体への親和性がリスペリドンよりも高い。

　定型抗精神病薬についての力価と副作用に関する法則は，ある程度は非定型抗精神病薬にもあてはまる。クロザピンは低力価高用量の薬物であり，かなりの鎮静作用と抗コリン作用があるが，EPSはほとんど，あるいは全く認められない。リスペリドンは高力価低用量の薬物で，鎮静作用と抗コリン作用がほとんどない。そして4mg以下の投与量では，薬物治療歴のない初回エピソード症例において，EPSが治療開始前よりも少ない，という報告がある[116]。しかしながら，オランザピンはこの法則からは外れ，低用量で用いられるが明らかな鎮静作用と抗コリン作用がある。

　非定型抗精神病薬は多型性チトクローム（特にCYP1A2, CYP2D6, CYP3A）により代謝される。このため排泄率は，これらチトクロームの活性に影響がある年齢，喫煙，薬物相互作用などの変数によって左右される。オランザピンはN-グルクロン酸化（チトクローム系を含まない酸化過程の第2相）とフラビンモノオキシゲナーゼ系によってもかなり代謝される。それゆえ，オランザピンの代謝は多型性に富み酵素誘導されやすいチトクローム系への依存度がより少ない。

III. 受容体プロフィールを理解するには

　それぞれの神経受容体の遮断によって生じる作用（表8）を知っておけば，投与された抗精神病薬によってもたらされる効果と副作用の両者を明らかにするのに役立つ。臨床用量において，ある薬物による生体内でのある特定の受容体占拠率が高いほど，その受容体遮断による臨床的作用が生じやすくなる。しかし別の受

表8 受容体遮断と副作用との関係

受容体の種類	副 作 用
ドーパミン（D$_2$）	EPS，プロラクチンの上昇による性機能障害
ムスカリン（特にm1）	かすみ目，口渇，便秘，排尿困難，緑内障の発症あるいは悪化，洞性頻脈とQRS変化，記憶障害，急性錯乱状態
ヒスタミン（特にH$_1$）	鎮静，体重増加
セロトニン	食欲増加，鎮静に寄与する可能性，低血圧，射精障害
アドレナリン	起立性低血圧，鼻閉，射精遅延

容体遮断を介しての影響がある場合は，その限りではない。

　受容体への親和性のデータから，生体内での占拠率が予測できるが，その相関は絶対的なものではない。さらに，ある受容体に比較的親和性の低い薬物であっても，高用量の投与によって受容体結合部位に高濃度で存在すれば，比較的親和性の高い薬物と同等の遮断効果を現すことができる。ただし，特定の受容体（例えばD$_2$）の遮断効果を高めるために用量を上げると，他の受容体にも影響が及んで副作用が出現することがあることに留意されたい。

1. 治療効果

i. 陽性症状に対して

陽性症状に対する抗精神病薬の効果に関しては長年の仮説があり，それはドーパミン受容体とセロトニン受容体の遮断に基づくものである。

a. ドーパミン受容体

SeemanらはD$_2$受容体の果たす役割について，決定的な証明を

行った。それは,様々な定型抗精神病薬の平均的臨床用量と,in vitroのD_2受容体結合部位で[3H]-ハロペリドールと置換する効力との間に,直線的な相関関係が存在することを示したものである。[117] クロザピンが治療抵抗性分裂病患者において定型抗精神病薬よりも高い抗精神病効果があるにもかかわらず,D_2受容体占拠率が低いことが90年代前半にneuroimagingのデータで示されるまでは,D_2受容体の遮断効果が高いほど抗精神病効果も高くなるという仮説が広く受け入れられていた。[118, 119]

Van Tolのグループ[120]がクロザピンの抗精神病効果はD_4受容体を介していると主張したことにより,一転してD_4受容体に注目が集まったが,後にこの主張には異論が唱えられた。[121] また最近のneuroimaging研究で,分裂病患者では「D_4様」の結合部位が3倍に増加していると報告されたが,これにも異論が示された。陰性症状に対する抗精神病効果にはD_1受容体も関係があるとされている。[123] またD_3受容体の遺伝子の変異と治療反応との関係や分裂病自体との関係を示す報告もある。[66, 67, 124, 125]

クロザピンは線条体ではD_2遮断が低いものの,辺縁系では定型抗精神病薬と同等のD_2遮断があることがin vivoで証明されたことにより,D_2受容体に再び関心が寄せられてきている。[126, 127] これと関係して,側頭葉が陽性症状の発生と関連することを示唆する報告が数多くある。[128, 129]

b. セロトニン受容体

分裂病のセロトニン理論は,おそらく内因性のものも含む多くの幻覚誘発物質がセロトニン受容体に作用することを示す証拠からきている。[130] 抗精神病効果と関連する受容体が探求されている中で,最も進んでいるのは5-HT_{2A}受容体である。この受容体の

T102C変異遺伝子を有することが,クロザピンへの反応の悪さ[131]や分裂病自体[68]と関連しているとされているが,様々な研究から得られた結果は一致していない。5-HT$_{2C}$受容体は前頭前野内側部に5-HT$_{2A}$受容体と共に存在しているが,5-HT$_{2C}$受容体の変異体もクロザピンへの反応に影響しているかもしれない。[132, 133]

c. 他の受容体

グルタミン酸,ノルアドレナリン,オピオイド・シグマ,GABA,グリシンなど,関連すると考えられるほとんどすべての受容体システムを含めて,抗精神病薬の作用に関する仮説が提示されてきた。特にオピオイド・シグマ受容体は,一部の定型,非定型抗精神病薬がかなりの親和性を示すことから報告が多く,ドーパミン作動性,グルタミン酸作動性神経の伝達の調整におけるオピオイド・シグマ受容体の役割が強調されている。

ii. 陰性症状に対して

ここにおいても,その原因とされる神経伝達物質メカニズムと薬物による改善に関して,いくつかの仮説がある。仮説の1つは,前頭前野におけるドーパミン系(D_1)の機能低下があり,それが5-HT$_{2A}$受容体の遮断によって拮抗されるかもしれないとするものである。これを支持するものとして,リタンセリン(選択的な5-HT$_{2A}$と5-HT$_{2C}$拮抗薬)を投与すると,陰性症状が明らかに改善するという試験結果がある。[135]

もう1つの推論は,シグマ受容体遮断によるドーパミン作動性の神経伝達の調整が関与しているというものであり,選択的シグマ受容体拮抗薬は分裂病患者の陰性症状に対して効果を示すと言われている。[136]

2. 副作用

i. 錐体外路系副作用（EPS）

　黒質線条体経路におけるドーパミン系の機能低下が，パーキンソン症候群や他のEPSを引き起こすことは広く認められている。黒質のドーパミン細胞の5-HT$_{2A}$受容体を遮断するとドーパミン作動性の神経伝達が促進されるので，5-HT$_{2A}$拮抗薬はD$_2$受容体遮断によって起きたドーパミン系の機能低下を緩和させる。[137] クエチアピン以外の新しい抗精神病薬はすべて，D$_2$よりも5-HT$_{2A}$受容体に高い親和性を有しており（5-HT$_{2A}$/D$_2$比は1以上），これがEPSを引き起こしにくいという特徴を少なくとも部分的には説明するものと考えられている。5-HT$_{2A}$/D$_2$比の順序は以下のようになっている（モル平衡分離により計算）。[114]

　　クロザピン＞クロルプロマジン＞
　　リスペリドン＞オランザピン＞
　　チオリダジン＞セルチンドール＞
　　クエチアピン＞ハロペリドール＞フルフェナジン

　またムスカリン受容体への親和性が高いほどEPSが生じにくいという関係[114]も，従来型と新しい抗精神病薬の双方に当てはまる。ムスカリン受容体には5つのサブタイプがあるが，ヒトの脳のほとんどの場所でm1が最も豊富に存在し，m5が最も少ない。m1受容体への親和性を以下に示すが，オランザピンとクロザピンは高い親和性と選択性を有しており，チオリダジンはその中間にある。[114, 138]

4章　抗精神病薬－その効果と副作用

オランザピン＞チオリダジン＞クロザピン＞
クロルプロマジン＞クエチアピン＞
ハロペリドール＞リスペリドン

リスペリドンは抗コリン作用を有していない唯一の抗精神病薬である。[138] このことは認知機能障害を含めた抗コリン副作用がないことを意味しており，リスペリドンの長所である。前述したように，辺縁系に比べて線条体でのD_2遮断が弱いと思われる抗精神病薬（クロザピンとクエチアピン[126, 139]）は，EPSを引き起こしにくいかもしれない。オランザピン，セルチンドール，クエチアピン，10mg以下のリスペリドンの臨床治験（初回エピソードに特定せず）は，EPSの発生率がプラセボと同等である。[139, 140, 141, 142]
これはもちろんEPSの発生率がゼロであったということを示すわけではない。プラセボ群の患者においても，自発的なものや，以前に投与された定型抗精神病薬が原因でEPSが生じることがある。初回エピソードの患者に対しては可能な限り低用量で処方すべきである。

ii. 遅発性ジスキネジア（TD）

TDは抗精神病薬の慢性的投与による合併症であるため，初回エピソード精神病患者の治療ではあまり重要ではないと考えられるかもしれない。しかし多くの初回エピソード患者では，長期にわたって抗精神病薬が処方され続けるので，TDのリスクを最も低くできるような薬物を処方することが重要である。

EPSの発生率の低い薬物は，TDを引き起こすリスクが低いこ

とが最近の研究結果で示唆されている。このことを支持する研究結果は以下の点をその根拠としている。

① 抗精神病薬が投与されている高齢患者における前方視的研究で，EPSがある者はTDの頻度が有意に高かった。[143]
② 抗精神病薬が投与されていた226例の45年にわたる大規模な前方視的研究で，振戦がTDのリスクファクターであることが示された。[144]

一度も抗精神病薬を内服したことのない高齢者の5～15％に，臨床的にTDと区別のつかない運動がみられるという批判もある。[145] しかし，クロザピンのようにEPSの発生率が低い薬物は，TDの発生率も低いのである。さらにクロザピンはTDの治療に使われている。1997年6月までのリスペリドンによる新たなTDの発生率は年間0.0006％であり，定型抗精神病薬による報告（3～6％）[146]よりも有意に低い。

TDの薬力学的基礎はまだ確立されていない。D_1選択的拮抗薬を用いた動物実験と臨床研究のいくつかでは，D_1拮抗薬はTDに対して保護的作用があるかもしれないことを示している。[147] 最近の研究では，ドーパミンD_3受容体の遺伝子のある変異がホモ接合で存在する個体は，TDのリスクが高いことが示唆されている。[148]

iii. 鎮　　静

ヒスタミン受容体には3つのタイプがある。H_1は覚醒と食欲の制御に関連する。H_2は胃における分泌に関連し，H_3は神経系を調節する効果がある。多くの抗精神病薬は，古典的な抗ヒスタミ

ン薬であるジフェンヒドラミンよりもH₁受容体遮断作用が強い。H₁受容体への親和性の順序は以下のようになっている。[114]

　　クロザピン＞オランザピン＞
　　クロルプロマジン＞クエチアピン＞
　　ジフェンヒドラミン＞チオリダジン＞
　　フルフェナジン＞リスペリドン＞
　　セルチンドール＞ハロペリドール

iv. 抗コリン作用

ムスカリン受容体遮断（主としてm1）による影響は表8（p.42）に示してある。ムスカリン受容体遮断が原因で，表8に示したものより軽微な認知機能障害が起こることもある。リスペリドンは分裂病の認知機能障害を改善する効果を有するが，これはムスカリン受容体遮断がないことで説明されるだろう。[149] 興味深いことに，クロザピンはムスカリン受容体の拮抗薬だけでなく，作動薬としての作用も有するようであり，これはm4受容体に対して認められる。[150] クロザピンにより起こる流涎は，ピレンゼピンのようなムスカリン受容体拮抗薬によって，多少は改善させることができる。[151, 152]

v. 体重増加

体重増加はH₁かセロトニンの拮抗薬，あるいはその両方を介して引き起こされる。クロルプロマジンはH₁と5-HT₂Aに対して高い親和性をもっており，クロルプロマジンを内服している患者の大多数は，最初に導入された頃には著明な体重増加をきたして

いた。クロザピンは平均して50％の症例において体重増加と関連しており，オランザピンのようなH_1受容体に高い親和性をもつ他の非定型抗精神病薬にも同様の作用がある。リスペリドンとジプラシドンでは，体重増加をきたす傾向はそれよりも低いようである。

vi. 性機能障害

隆起漏斗系のドーパミン経路は，D_2受容体を介して下垂体前葉からのプロラクチンの分泌を抑制する。よってこの効果を遮断するとプロラクチンの血中濃度が上昇し，女性では過小月経や乳汁分泌，男性では性機能減退や女性化乳房が生じる。性機能障害は多くの抗精神病薬の副作用としてよく知られている。

Ⅳ. 薬物動態

抗精神病薬の薬物動態を知らないと，初回エピソードの患者に不適切な投与量の薬物が処方され，効果が現れなかったり，不快な副作用を招いたりすることになり，これによって患者の精神科サービスに対する信用を永久に損なうことになりかねない。それゆえに薬物動態理論の原則を正しく適用することが，初回エピソード患者の治療において薬物療法をより効果的にするために大切なのである。例えば個体差が大きいために（同じ量の薬物を投与しても，平均で30倍もの血中濃度の違いが生じる[141]），大部分の抗精神病薬は臨床での反応をみながら，個々の患者ごとに投与量を調整する必要がある。

1. 吸　収

食事は大半の定型・非定型抗精神病薬の吸収にさほど影響しないが，クエチアピンとジプラシドンの吸収は増大させる。[153] クエチアピンでは経口の徐放剤も開発されている。非定型抗精神病薬の薬物動態の比較を表9に示した。

速効性を求められる状況では筋注（例えばドロペリドールかハロペリドール）か液剤（例えばクロルプロマジン）がよいだろう。急速に鎮静をかける場合には，抗精神病薬あるいはベンゾジアゼピンの静注，あるいはその両方が用いられるだろう。[154] デポ剤はその剤形のため吸収速度が遅いので，薬物が定常状態に達するまでの時間を十分考慮しなければならない。

表9　非定型抗精神病薬の経口用量での薬物動態の比較[141]

薬物	Tmax(h)[*1]	Mean $t_{1/2}$(h)[*2]	定常状態(日)[*3]	食物の影響
リスペリドン	1	3.5		なし
9-OH-リスペリドン	3	22	4-6	
クロザピン	3	16	4-8	なし
オランザピン	5	30	5-7	なし
セルチンドール	10	55-90[*4]	7-14	なし
クエチアピン	1[*5]	7	1-2	増加
ジプラシドン	5	4-10[*6]	1-3	増加

*1　Tmax(h)：内服から最高血中濃度に達するまでの時間
*2　Mean $t_{1/2}$(h)：半減期（時間）の平均
*3　定常状態(日)：投与される薬物量が排泄される薬物量で相殺される平衡状態
*4　CYP2D6の多型性によるバリエーション
*5　徐放剤SRではTmaxは5時間
*6　用量によるバリエーション

2. 体内分布

たいていの抗精神病薬は脂溶性が高く蛋白と結合するので，血中から組織への移動が非常に速やかである。遊離型薬物の血中濃度は，薬物と結合する血漿蛋白量を左右する因子の影響を受ける。栄養不良や肝疾患などの因子は血漿蛋白を減少させるので遊離型薬物血中濃度を上昇させるし，逆の場合は低下する。

3. 排　　泄

半減期は排泄速度により決まる。半減期が24時間前後の薬は1日1回の投与でよく，リスペリドン，オランザピン，セルチンドールはほとんどの場合，これにあたる。精神病の初回エピソード患者への治療開始にあたって，いつ定常状態に達するのかを知ることは重要である。薬物動態理論の法則によれば，どんな薬物でも半減期の4倍の期間内に少なくとも定常状態濃度の90％には達するし，5倍の期間ではその98％以上に達する。

現在処方が可能な非定型抗精神病薬の主な排泄経路を表10に示した。

表10　非定型抗精神病薬の排泄経路[153]

薬物	CYP1A2	CYP2D6	CYP3A	その他
リスペリドン		++		抱合と，9-OH-リスペリドンでは腎臓からの排泄
クロザピン	++	+	+	CYP2E1，FMO
オランザピン	++	+		FMO，グルクロン酸化
セルチンドール		++	++	便からの排泄

CYP：チトクロームP450　　FMO：フラビンモノオキシゲナーゼ

i. チトクローム

第1相の肝臓での代謝の多くは,チトクロームP450（CYPs）によってなされる。[155] これらのうちCYP1A2, CYP2C19, CYP2D6, CYP3A4の4つが抗精神病薬の代謝に重要であることがわかっている。

これらチトクロームの抗精神病薬代謝における役割を理解することは重要であるが,その理由は以下のとおりである。

- チトクロームは多型性に富む。すなわち活性の個体差が大きい
- CYP1A2, CYP3A4は酵素誘導を受ける
- 薬物間相互作用は,これらチトクロームのレベルで起こる

したがって,2つの薬物がチトクロームのレベルで相互作用を起こすかどうかを予測するには,次の点を知ることによって可能となる。

- その薬物の代謝は主にどのチトクロームが行っているのか
- その薬物の代謝全体に対して,チトクロームは相対的にどのくらい寄与しているか
- チトクロームに対する,その薬物の相対的な親和性
- 血中濃度から判断される,肝細胞中の相対的な薬物濃度

仮に2つの薬物が同じチトクロームに代謝されているとしたら,競合による抑制が予測され得る。この場合,その酵素への親和性がより小さな薬物の代謝が抑制される。[156]

a. CYP2D6

CYP2D6は多くの定型抗精神病薬の代謝において中心的役割を果たす。[157] 白色人種の7％がその機能的酵素活性を欠いており，そのような場合にpoor metabolizerという言葉が用いられる。一部の突然変異は，ホモ接合の状態の場合に，機能的酵素活性の欠損の原因になるとされる。[158] これらの変異によって個人を遺伝子レベルで類別し，その結果でpoor metabolizerかどうかを予測することができる。CYP2D6は薬物間相互作用でも重要である（表11）。

b. CYP1A2

白色人種のうち約14％がCYP1A2の活性が欠損しているらしい。これらの個体はカフェイン（CYP1A2の基質）を用いた機能分析により鑑別することができる。また人種での違いがあり，日本人では酵素の能力がかなり低い。[153]

CYP1A2の能力は高齢者において低くなり，男性と比べて女性で高い。従来型抗精神病薬の中にはCYP1A2によりかなりの部分

表11 CYP2D6により代謝される薬物

薬物のクラス	薬 物
抗精神病薬	ハロペリドール，ジクロペンチキソール，チオリダジン，リスペリドン，セルチンドール
抗うつ薬	アミトリプチリン，ノルトリプチリン，イミプラミン，クロミプラミン，ミアンセリン
鎮痛薬	コデイン，デキストロメトルファン
βブロッカー	プロプラノロール，メトプロロール
興奮薬	アンフェタミン（エクスタシーを含む）

上記薬物の中には併用が禁忌のものもある。他にも，併用によっては抗精神病薬の減量が必要となるかもしれない。

代謝されるものもあるが，CYP1A2は喫煙により酵素誘導を受けるので，喫煙によりフルフェナジンでは100％，ハロペリドールでは少なくとも50％，排泄が増大する。ゆえに喫煙者では非喫煙者と比べて高用量が必要となる。同じようにオランザピンでは男性（約30％まで）と喫煙者で排泄が増大し，高齢者で減少する。さらに，もし喫煙者が抗精神病薬の一定量を維持している時に禁煙すると，副作用のリスクが高まるかもしれない。

c. CYP3A4

多くの従来型抗精神病薬やクロザピン，セルチンドールは，CYP3A4によってもかなり代謝される。この酵素はカルバマゼピンによって誘導される。ほとんどの従来型抗精神病薬では，カルバマゼピンの有無によって，同じ血中濃度に達するのに用量に2倍の開きが生じる。この相互作用は，気分安定薬が抗精神病薬と併用される場合に関連がある（例えば分裂感情障害）。

またCYP3A4の代謝を抑制する物質もある。エリスロマイシンと併用した場合に，クロザピンの毒性が生じたことが報告されている。[159] CYP3A4のpoor metabolizerの場合やCYP3A4の抑制薬物が処方されている患者では，CYP3A4での相互作用による影響を受けるリスクが高いと予想される。セルチンドールはCYP2D6とCYP3A4の両方において，臨床的に重要な相互作用が生じやすい。

ii. 深部コンパートメント流出（deep compartment washout）

薬物の慢性投与によって，薬物排泄は深部コンパートメント流出として知られるその第4相に至ることになる。慢性的に投与していたフェノチアジン系薬物を中止しても，尿中の代謝産物は3

カ月後まで検出され得る。[160] この深部コンパートメントの効果はデポ剤でさらに大きくなる傾向があり，これがデポ剤中断の際には，それと同等量の経口抗精神病薬の中断時と比べて，再発までの期間が長くなる原因の1つかもしれない。

4. 薬物動態に影響する因子

抗精神病薬の薬物動態に影響する因子は以下のようにまとめられる。

- **加齢**：排泄は低下する，しかし，その個体差は大きくなる
- **身体的合併症**：肝機能の低下による排泄の減退。もし血漿蛋白結合が減少すると，遊離型薬物の血中濃度が増加する
- **遺伝子**：チトクロームP450系の多型性
- **薬物間相互作用**：処方された薬物が特定のチトクローム系において相互作用を起こし得る。乱用された薬物もP450の能力に影響を与え得る。

5章 分裂病圏精神病の初回エピソードへの処方

　精神病圏と判断された者には，できる限り早く治療を開始することが重要である。すぐに薬物を処方しなければならない理由は以下に示したとおりである。

- 患者の精神的苦痛の軽減
- 精神状態がさらに悪化し，自傷他害行為を引き起こすことの予防（リスク評価を行うべきである）
- 発病後未治療期間が長くなると，治療への反応が遅延し，将来再発するリスクが高まる。[5, 10, 161]

　この章では，分裂病圏の精神病（すなわち精神分裂病，分裂感情障害，分裂病様障害など）の初発と診断される者への抗精神病薬の使用について考察する。抗精神病薬は感情性精神病においてもしばしば有用である（6章）。

　数十年の抗精神病薬の臨床経験から，抗精神病薬によって分裂病の陽性症状を軽減できることが明らかになっている。抗精神病薬で6週間治療した場合，分裂病の急性エピソードを呈した者の

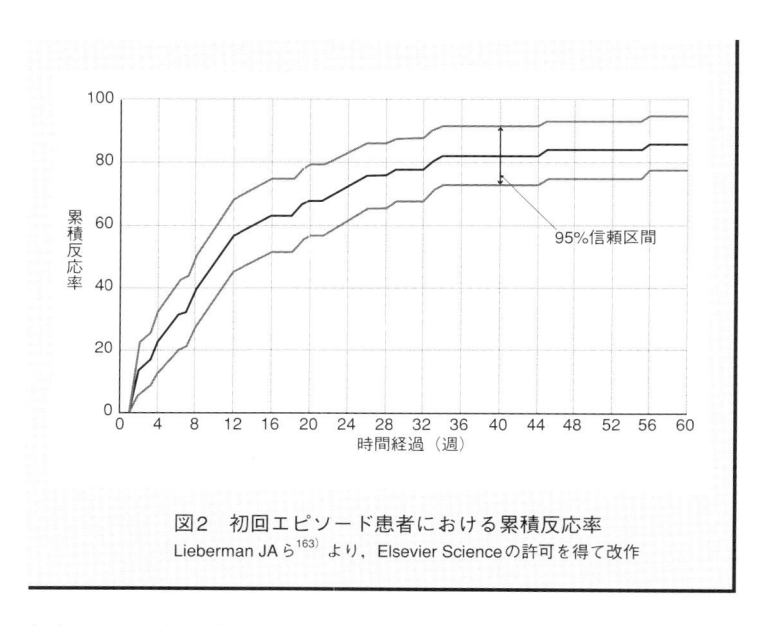

図2 初回エピソード患者における累積反応率
Lieberman JAら[163]より、Elsevier Scienceの許可を得て改作

うち60％が完全寛解あるいは軽度の症状を残すだけに改善するが，プラセボでは20％にすぎない。[162]

治療成果は初回エピソードの方がずっと良好である。Liebermanらが示すところによれば，初発例では約83％が1年の治療期間で寛解する（図2）[163]が，再発を繰り返すたびに，治療への反応率は低下し，反応速度も遅くなる。

I. どの抗精神病薬を用いるべきか？

その原因が何であれ，精神病の初回エピソード症例には，第1選択薬とされる抗精神病薬をどれでも用いることができる。薬物についての詳細は4章に述べてある。ある抗精神病薬が他のもの

よりも陽性症状に対して有効という決定的な証拠は存在しないので，一般的には副作用のプロフィールの違いによって薬物が選択される。それゆえ，適切で安全な処方のためには，様々な薬物とその副作用を知らなければならない。抗精神病薬の選択に影響する患者側の因子を以下に示した。

- 年齢
- 性
- 興奮，睡眠障害，不安の程度
- 抑うつの併存
- 家族歴

患者の年齢を考慮することは大切である。例えば若年の初発例（特に男性）ではジストニアのリスクが高いので，ピペラジン系フェノチアジン（例えばトリフルオペラジン）は特に注意して投与しなければならない。ジストニアのような体験を経ると，患者は薬を嫌がるようになり，その後のコンプライアンスが不良となることが多いので，初発例ではこのような薬物は避けた方がよい。一方，高齢者では抗コリン薬の併用，あるいは抗精神病薬でも抗ムスカリン作用の強いものの使用は避けた方がよい。なぜならアトロピン誘発性精神病に類似した症状の悪化が起こり得るからである。

逆に，一般的には不都合な作用でも，それを利用できることがある。例えば睡眠障害の著明な精神病患者や，急性の不安または不穏を呈する患者では，鎮静作用が望まれる。そのような症例では，定型抗精神病薬ならクロルプロマジンやチオリダジンを，非

定型抗精神病薬ならオランザピンやクエチアピンを選択し得る。リスペリドン，フルペンチキソール，オランザピン，ジプラシドンなどの抗精神病薬は他の薬物よりも抗うつ作用が強いと考えられるので，抑うつと思われる症状が併発している精神病の症例に適当であろう。

さらに，鎮静作用が軽い抗精神病薬と鎮静薬（例えばベンゾジアゼピン）を併用し，睡眠障害や興奮が消退した後に鎮静薬を引いていく方法もあるだろう。

もしデポ剤で維持する予定ならば，使用予定のデポ剤の経口薬から始めるのが論理的な選択だろう。もし精神病の家族歴があって，どの薬物が有効であったかわかるなら，その薬物を最初に試してみる価値がある。

定型か非定型か

クロザピンは無顆粒球症のリスク（最初の1年で0.7％[164]）があるために，定期的な血液モニタリングを行いながら処方すべきであり，ほとんどの欧米諸国では第1選択薬として処方することはできない。

クロザピン以外の非定型抗精神病薬にはこのような制約はないし，多くの研究者は定型抗精神病薬と比べてより効果的で，副作用の面でも優れていると考えている。このことはドロップアウトの少なさ，すなわちコンプライアンスの改善という形でも明らかになっている。[112] これら3つの特性を考えると，初回エピソード症例にはクロザピン以外の非定型抗精神病薬が適切である。もし分裂病において悪化のプロセスが起こるなら，それは前駆期と初回エピソード後の5年間に生じると思われる。[165] 悪化しつつある

精神病の背景には，病態生理学的プロセスが進展しているのかもしれない。そして，もしこのプロセスをこの期間中に止められたら，その後に引き続く病状の悪化を避けられる可能性がある。初回エピソードへの有効な治療が，回復の程度や長期の治療成果を改善することを示した研究も，この可能性を支持している。[5, 161, 165] さらにこの議論に関連する点として，非定型抗精神病薬は定型精神病薬よりも陰性症状の改善に優れ，認知機能を障害することが少なく，QOLのより大きな改善がもたらされる可能性があることを示す報告[167]がある。また非定型抗精神病薬は遅発性ジスキネジアを含めてEPSを引き起こす傾向が低い。

これまで述べてきたことに反論する意見として，従来の薬に対して非定型薬物の優位性が示されたのは，単に従来の抗精神病薬の用量が多すぎたためだというものがある。[168] 例えば大規模で国際的な二重盲検試験では，1日量で1～16mgのリスペリドンが10mgのハロペリドールと，[169] 同様に2.5～17.5mgのオランザピンが5～20mgのハロペリドールと[167] 比較されている。

さらに非定型薬物は定型よりも高価であり，その使用が制限されてきた。もっとも非定型の方が費用対効果の点でも優れていることを示した報告もある。[170, 171, 172] 非定型抗精神病薬を第1選択薬として用いた場合の費用対効果に関した研究が現在進行中である。長期的に検討しても，短期的な薬物への費用増大は，患者のQOLの改善とその結果得られる疾病関連費用の減少では埋め合わせできない可能性がある。

分裂病圏精神病の初回エピソードへの治療アルゴリズムを図3に示した。

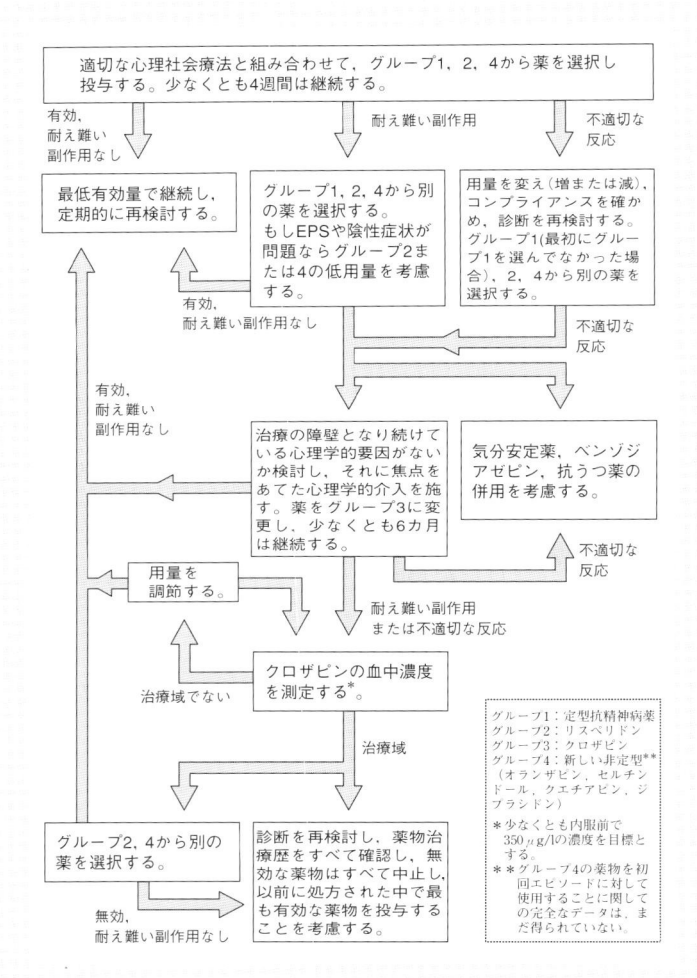

```
┌─────────────────────────────────────────────────────────────────┐
│ 適切な心理社会療法と組み合わせて、グループ1、2、4から薬を選択し │
│ 投与する。少なくとも4週間は継続する。                           │
└─────────────────────────────────────────────────────────────────┘
   │有効、            │耐え難い副作用      │不適切な
   │耐え難い          ▼                    │反応
   │副作用なし                              ▼
   ▼
```

┌──────────────────┐ ┌──────────────────┐ ┌──────────────────┐
│最低有効量で継続し、│ │グループ1、2、4から別│ │用量を変え(増または減)、│
│定期的に再検討する。│ │の薬を選択する。   │ │コンプライアンスを確か│
└──────────────────┘ │もしEPSや陰性症状が │ │め、診断を再検討する。│
                      │問題ならグループ2ま │ │グループ1(最初にグルー│
                      │たは4の低用量を考慮 │ │プ1を選んでなかった場 │
                      │する。   │ │合)、2、4から別の薬を │
                      └──────────────────┘ │選択する。   │
                                             └──────────────────┘

有効、耐え難い副作用なし → 治療の障壁となり続けて / 気分安定薬、ベンゾジ
                           いる心理学的要因がない / アゼピン、抗うつ薬の
                           か検討し、それに焦点を / 併用を考慮する。
                           あてた心理学的介入を施
                           す。薬をグループ3に変
                           更し、少なくとも6カ月
                           は継続する。

用量を調節する。

耐え難い副作用または不適切な反応 → クロザピンの血中濃度を測定する*。

治療域でない → 用量を調節する
治療域 ↓

グループ2、4から別の   診断を再検討し、薬物治
薬を選択する。   療歴をすべて確認し、無
                        効な薬物はすべて中止し、
無効、耐え難い副作用なし 以前に処方された中で最
                        も有効な薬物を投与する
                        ことを考慮する。

グループ1：定型抗精神病薬
グループ2：リスペリドン
グループ3：クロザピン
グループ4：新しい非定型**
(オランザピン、セルチン
ドール、クエチアピン、ジ
プラシドン)

*少なくとも内服前で
350μg/lの濃度を目標と
する。
**グループ4の薬物を初
回エピソードに対して
使用することに関して
の完全なデータは、ま
だ得られていない。

図3 分裂病圏の精神病の初回エピソードに対する治療アルゴリズム
米国精神医学会治療ガイドライン (1997年) と Bethlem & Maudsley NHS トラスト
の処方ガイドライン第4版 (1997年9月) より改作

Ⅱ. 用量をどのように決めるのか？

1. D₂受容体占拠率

　初発患者の多くでは，抗精神病薬を過量に処方されていることが明らかになってきた。PETを用いた研究により，抗精神病薬の血中濃度とD₂受容体占拠率との関係は双曲線状になっていることが示された（図4）。[168] D₂受容体占拠率が60％以下となるような

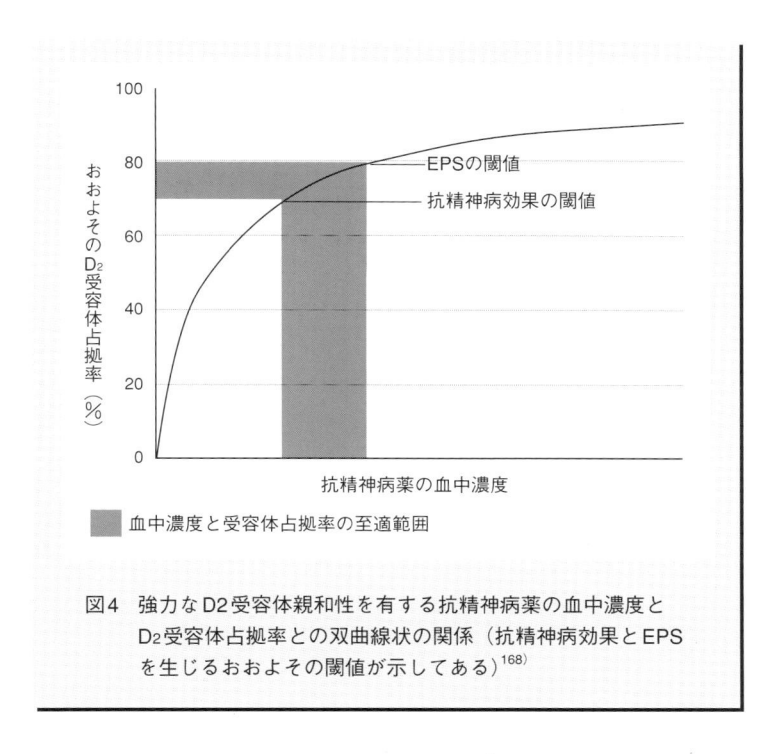

図4　強力なD2受容体親和性を有する抗精神病薬の血中濃度とD₂受容体占拠率との双曲線状の関係（抗精神病効果とEPSを生じるおおよその閾値が示してある）[168]

定型抗精神病薬の投与量は，グラフの直線状に上昇する部分で示されており，これは臨床反応の不十分さと関係している。70〜89％の占拠率に相当する用量は，グラフのより平坦な部分にあたり，高めの領域では急性のEPSを生じさせる傾向がある。ハロペリドールは2mgでD$_2$受容体占拠率が約60％になると推定されている。[168]

2. 臨床研究

それでは，これまで述べた理論的な投与量の範囲設定は，臨床研究によって支持されるのであろうか。1日量5mgのハロペリドールが分裂病治療に有効であることが示されている。[173] 過去に行われた固定用量による研究では，クロルプロマジンの3通りの用量（200mg，400mg，600mg）を4週間にわたって比較したものがある。[174] この研究の結果，200mgのグループでは効果不十分のために脱落した例がより多く，600mgのグループではEPSや他の副作用がより多くみられた。コントロール群を有した19の比較試験結果では，以下のことが明らかになった。すなわち治療開始2〜10日後での反応率は，クロルプロマジン換算（他の抗精神病薬の等価換算は表12を参照）で250mg以下群では50％，300〜600mg群では56％であったが，800mg以上群では38％にすぎずより多くの副作用が認められた。[175] よって中等量群の反応率が最も良好で，低用量や高用量群では反応率がそれより低く，高用量群では副作用が多いという不利益があることが示された。

3. 初回エピソード患者には低用量

しかし，これらの研究は様々な状況の分裂病患者を対象とした

ものであり,初回エピソード患者ではさらに低用量でも十分だと思われることを忘れてはならない。ある研究では,治療開始4週後の平均投与量は,リスペリドンで3.9mg,ハロペリドールで4.1mgであった。[176] なお,リスペリドンとハロペリドールの等価用量はほぼ1:1とされている。Kopalaらは初回エピソード分裂病に対して,リスペリドンの2つの異なる用量による治療効果を検討した。PANSS総評点が少なくとも20％以上減少した場合と規定した際の反応率は,低用量群(2～4mg)では91％であったが,高用量群(5～8mg)では27％にすぎなかった。そして2～4mgのリスペリドンが現実的には最適だろうと述べられている。この研究(男性17例,女性5例)のリスペリドン平均投与量は4.7mgであった。高用量群(5～8mg)では,対象の32％にアカシジアが,17％に軽度のパーキンソン症候群が現れたが,どちらもリスペリドンの減量により消失した。

別の研究[8]では,治療の最初の段階にリスペリドン2mg/日が投与され,治療後4週までに66％の患者がこの用量に反応した。4週後までに反応のなかった患者は,ハロペリドールかリスペリドンに無作為に振り分けられた。ハロペリドールの平均投与量は入院患者で4mg,外来患者で3mgであり,2mgが最も頻度の多い投与量であった。

同じ用量であっても,初回エピソードでは再発時より治療反応が良い傾向があり,副作用に対する感受性も高い。[177] これが,ハロペリドールやリスペリドンの2mgという用量では,D_2占拠率は60％しかないと予測されるにもかかわらず,臨床的に有効である理由かもしれない(初回エピソードでは,D_2受容体のアップレギュレーションがまだ生じていないために,この場合の占拠

率はもっと高いのかもしれない)。また低用量でもこのように良好な治療成果が得られた施設では,治療反応を最も高めるために早期から介入を行い,薬物以外の治療方法も組み合わせていることに留意しなければならない。そうした施設では,最低有効量を用いることを目標として,そのような方法をとっているのである。感情症状を伴う者は,特に低用量で反応が得られやすく,より早期に,より完全な寛解が得られる傾向がある。[8]

Baldessariniらによる総括[175]では,低用量に比べて中等量の方が反応速度が良いことが示されている。1日で治療に反応した患者の割合は低用量(クロルプロマジン換算で250mg未満)では38%だが,中等量(クロルプロマジン換算で300mg以上)では61%であった。しかし反応率が見かけ上高かったのは,抗精神病効果というよりも,むしろ鎮静効果によるものだった可能性もあるし,そうであれば適切な併用療法(ベンゾジアゼピンなど)を必要に応じて用いれば,EPSや他の不快な副作用を併発するリスクも少なく同等の反応率が達成できたかもしれない。

抗精神病薬の少量投与でも,寛解率が良好で陽性症状の残存が少なくできることが示されている。[8]また集中的な心理社会的マネージメントと組み合わせれば,陰性症状を低いレベルに押さえることも可能となるが,これは抑うつ症状が軽いためではない。抗精神病薬の用量を少なくして,その投与期間を短くすれば,二次的な陰性症状を軽減させる1つの要因となるだろう。

a. 低用量治療法の潜在的利点
- 副作用の頻度の減少
- コンプライアンスの改善
- 二次的陰性症状の頻度の減少

b. 低用量治療法が特に適応である場合
- 発病から治療開始までの期間が短い初回エピソード精神病
- 集中的モニタリングと心理社会的マネージメントが可能な症例
- 感情性精神病

初回エピソード精神病に対しては，最低有効量を目指して抗精神病薬による治療をごく低用量（ハロペリドール2mgまたはクロ

表12 初回エピソード分裂病において有効と思われる最低用量

	最低有効量（mg/日）
定型抗精神病薬	
クロルプロマジン	100
チオリダジン	100
トリフルオペラジン	5
フルフェナジン	2
ハロペリドール	2
ドロペリドール	4（経口）
フルペンチキソール	3
ジクロペンチキソール	20
非定型抗精神病薬	
アミスルピリド	50[*]
リスペリドン	2
オランザピン	5
クエチアピン	150
セルチンドール	8

最低有効量に関するデータは初回エピソード研究からのものである。また、特定の薬物についてのデータが得られなかった場合は、クロルプロマジン等価換算によって予想最低有効量を得た。

*陰性症状が優勢なら50mg，陽性症状が優勢なら300〜400mg

ルプロマジン換算で100mgなど）から始め，注意深いモニタリングと集中的な心理社会的介入を行うことが適切な治療計画であろう。有効と思われる最低投与量が表12に示してある。思春期や高齢者あるいは薬物代謝能力が低い者（低体重患者など）では，さらに少量，例えばハロペリドール1mg/日やこれと同等の用量が適切であろう。薬物間相互作用や物質乱用の併存，遺伝的影響（例えば薬物感受性の家族歴）なども考慮し，それらの要因によって投与量の増減が必要となることもあろう。

III. 治療抵抗性

分裂病初発例の30％では，6週間の治療後でも寛解に至らず，このうち一部の症例では治療抵抗性が明らかになる。長期的な治療抵抗性は最初の2年間で明らかになるという報告があるので，早期介入のねらいをはっきりとそこに定めるべきである。[14,24]

治療抵抗性には，治療によっても十分に症状が軽減できないもの（治療非反応性）と，治療における副作用に耐えられないもの（治療不耐性）の両方が含まれる。平均的な抗精神病薬の投与量に反応しない患者であっても，D_2受容体占拠率は80〜85％に達していることが報告されている。[177] この点から考えると，投与量をさらに増加させても何らかの利益があるとは考えにくく，むしろ受容体結合プロフィールの異なる別の抗精神病薬への切り替えを主張する考え方もある。異なるクラスの抗精神病薬（例えば最初にフェノチアジン系を用いていたならばブチロフェノン系を試す）か，非定型抗精神病薬への切り替えを推奨する背景には，このような理論が存在する。

もし最初に用いた薬物に対する治療不耐性，特にEPSが問題となっているのならば，EPSを起こしにくい薬物に切り替えることが重要である。また陰性症状が優勢であるなら，リスペリドン，オランザピン，アミスルピリドが適当であろう。

　クラスの異なる2種類の抗精神病薬を，標準的な治療的用量で少なくとも6週間投与しても反応がない患者（治療抵抗性分裂病）には，以下のステップをとるべきである（p.62 図3参照）。[178]

- **診断を再考する**：その患者は本当に精神病なのか？（例えばミュンヒハウゼン症候群の可能性はないのか？）　器質性精神病は除外されているか？　違法薬物が治療を阻害していないか？（尿で薬物のスクリーニング検査を行ってみるとよい）　陰性症状が優勢かどうか，もしそうだとしたらそれに最も適した薬物が使われているか？
- **コンプライアンスをチェックする**：薬物の血中濃度や，D_2遮断作用の強い抗精神病薬であればプロラクチンの血中濃度を検査するのが有用だろう。
- **反応に十分な時間をかける**：標準的な用量でも，治療期間を延長するだけで十分な症例もある。もし必要なら観察のレベルを密にする（入院患者に対してはスタッフ関与のレベル）。
- **一定のトライアル期間中に投与量を漸減してみる**：中等量から高用量では医原性の陰性症状を生じて，それにより見かけ上の治療効果が減少することがあるだろう。さらに，もし患者が関連する代謝酵素に欠損があるなら，極めて低用量の方がよく反応するかもしれない。[179]
- **一定のトライアル期間中に投与量を上げてみる**：大量投与に何か

価値があるという証拠は何もないが，時にはBNF（英国国民医薬品集）に示される上限までの増量を試みてよい場合もあるだろう。もし薬物の血中濃度やプロラクチンの血中濃度が投与量から予想されるよりもはるかに低くて，かつコンプライアンスも観察され立証されているとすると，代謝が早い患者である可能性が考えられる。その場合は臨床反応と副作用を観察しながら，定期的に血中濃度を測定し，治療有効濃度に達するまで徐々に投与量を上げていくのが適当であろう。

● **処方を切り替える**：異なるクラスの定型抗精神病薬か非定型抗精神病薬（もし非定型抗精神病薬がすでに使用されていたなら別の非定型抗精神病薬）に切り替える。

● **治療を阻害する心理社会的要素が存続していないか考慮する**：家庭であれ病棟の環境であれ，高EEは回復に有害と思われる。入院患者であれば現在の病棟環境について再考する必要があるかもしれない（例えば，個室への移動が治療的かどうか）。

● **特定の要素に焦点を絞った心理学的治療を考慮する**：例えば持続性の幻覚や妄想に対しては，すでに行われている心理学的な治療に加えて認知的なアプローチを試してみるべきである（7，8章）。

● **併用療法を考慮する**：感情障害の要素（例えば症状のレベルが循環性に変移することなど）がなかったか病歴を再検討し，適宜リチウムか他の気分安定薬または抗うつ薬を加えてみる（カルバマゼピンはいくつかの抗精神病薬の血中濃度を下げることに注意する。例えばフルペンチキソールは1/3にまで減少する）。興奮に対してはベンゾジアゼピンの短期使用を考慮する（例えばロラゼパムやクロナゼパム）。

- クロザピンへの切り替えを考慮する：クラスの異なる2種の抗精神病薬を6週間以上投与しても十分な反応がないときや，治療不耐性のためクラスの異なる2種の抗精神病薬を6週間以上投与できなかった場合はクロザピンを試してみる。不十分な反応には治療非反応性の陰性症状も含まれる。

 非定型抗精神病薬と認知療法を用いて早期から治療抵抗性に照準を合わせることにより，長期にわたる病状がかなり改善するだろうと予測されている。[19]

Ⅳ. 地固め治療 (consolidation)

 地固め治療とは，治療反応を強固にするために，急性症状が消退していても治療を続行することを指している。初回エピソード後も約1年間（最短でも6カ月）は，抗精神病薬治療を続けることを多くの臨床家が勧める。しかしMcGorryによる初回エピソード研究では，6カ月後の時点で抗精神病薬の投与を継続していたのは対象の半数以下と報告されている。[8] この理由の1つは，最初に対象の30.5％しか精神分裂病の診断基準を満たさなかったからであるが，精神分裂病か分裂病様障害の診断がついた例には，抗精神病薬による6～12カ月の治療が目標になる。この期間は，もし陽性症状が持続するなら延長が可能であるし，さらに寛解の時期まで地固めのために続けることもできる。感情性精神病に対しても似たような治療期間が目標とされたが，6～9カ月の期間が一般的であったろう。それゆえ，寛解期間に関連して，地固めのためにいつまで治療を続けるべきかという絶対的ガイドライン

はないが，最短でも6カ月間というのは無理のないところであろう。

V. 維持治療

維持治療とは将来に生じるかもしれないエピソードのリスクを減らすための予防的治療を指している。精神病の初回エピソード後の再発に関する研究をまとめると，1年間の再発率が15〜30％，2年間の再発率が30〜60％である。[180] この再発率はいくつかの因子の影響を受けるが，その中に抗精神病薬による維持治療も含まれる。フルフェナジンで維持した場合，1年間の再発率がゼロにまで減少したという研究[145]もある一方で，別の研究では維持治療を行った場合の2年間の再発率は40％で，プラセボの場合は60％であった。[6] プラセボで維持された患者の40％が，2年にわたり良好に機能していた（なかには仕事で優れた成果を達成した者も含む）という事実から，どの患者が再発しそうかを予測することの重要性が強調される。維持治療の原則を表13に示した。

診断が精神分裂病の時は，抗精神病薬による維持治療の利益は明らかである。すなわち，ほとんどの分裂病患者は治療を中断すると，1カ月あたり約10％の割合で再発するが，投薬を受けてい

表13 維持治療の原則

- ●診断の検討を続ける
- ●最低有効量の抗精神病薬を用いる
- ●再発予防のための心理社会的アプローチを併用する
- ●危機の際には簡単に医療サービスが得られるようにする
- ●必要な時にはすぐに用量調整をする

る場合はこれが1/2から1/10になる。[181] 十分に安定している分裂病患者の投薬を中止したいくつかの研究をまとめると，6～24カ月以内に75％の患者が再発していることが明らかになった。[182] それゆえこのような決断をする場合には，診断に関する確固たる見解が必要なのである。感情性精神病に関しては，気分安定薬が適切な維持治療であろう。

　Baldessariniらは，高用量（クロルプロマジン換算で平均5200mg/日）と中等量（クロルプロマジン換算で平均400mg/日）を比較した33の無作為化比較対照研究をまとめて検討した。[175] 2/3の研究では中等量の方がより効果的であり，95％の研究では高用量の方が神経学的副作用を多く引き起こしていた。低用量（フルフェナジン・デカノエート5～10mgを2週間ごとなど）と標準的用量（フルフェナジン・デカノエート25～50mgを2週間ごとなど）を比較した研究では，低用量でも効果は同じくらいであり，2年後の時点で道具を用いる能力あるいは対人能力の改善が低用量の方が大きく，EPSや治療初期の遅発性ジスキネジアの徴候も少なかった。[162] 低用量の方がコンプライアンスも向上する可能性がある。[183]

　国際コンセンサス会議は，ハロペリドール・デカノエート50mg/月と同等量と考えられている最低維持量に達するまで，6カ月ごとに20％ずつ抗精神病薬の投与量を減量していくことを勧めている。[184] デポ剤の有効と思われる最低投与量が表14に示してある。なお代謝の個体差があるために等価となる用量にも幅があるので，等価用量範囲として表14に示してある。

　原則としては，再発を予防するための最低有効量が投与されるべきである。再発に伴う個人的・社会的な重い問題を考えると，

5章　分裂病圏精神病の初回エピソードへの処方

表14　デポ剤の最低有効量と等価用量範囲

デポ剤	最低有効量	等価用量範囲
フルペンチキソール・デカノエート	20mg/2週	20〜40mg/2週
フルフェナジン・デカノエート	12.5mg/2週	2〜25mg/2週
ハロペリドール・デカノエート	50mg/4週	25〜100mg/4週
ジクロペンチキソール・デカノエート	100mg/2週	80〜200mg/2週

投与量が少なすぎるのは投与量が多すぎるのと同じくらい好ましくない。極めて低用量での維持をうまく行うには，心理社会的治療法も併用すること，患者やその世話を行う者によって早期に前駆症状が見いだされること，そして医療機関に行き，その評価と，必要なら抗精神病薬の即座の増量ができることなどが条件となろう。

1. 間欠的維持療法 (intermittent maintenance approach)

McGorryらは，以前に精神科医療機関にかかったことがなく，完全寛解か比較的良好な回復を遂げ，かなりの程度の（一部は適応的）病状否認がある若年患者の一群では，「もう何でもない」と思うようになることを指摘している。[8] 彼らは医療機関とある程度のコンタクトを保っておくのはいとわないが，多くは薬物治療を中止しようと決意する。二度と再発せず，すなわち維持治療を必要としないような患者もいるので，「消費者指向的アプローチ」にのっとったこの治療チームの選択は患者の要望に沿うものであっただろう。ただし，再発や維持治療の必要性の有無を予測する明確な指標は存在していない。

間欠的維持療法では抗精神病薬を漸減し，地固め治療を施した後に維持投薬を完全に中止する。そして綿密なフォローアップが

なされ，前駆症状が認められた時には投薬が再開される。間欠的あるいは標的投薬法（targeted medication approach）の有効性についての研究結果はまちまちであるが，1つには効果の判定基準がそれぞれ異なっていることがその理由かもしれない。Carpenterらは，間欠的維持療法群でも持続的投薬群でも，2年のフォローアップ期間の再入院率は等しく50％であったと報告した。[185] Herzらは，2年間で精神症状の再発をみたものは持続的投薬群では16％だったのに対して，間欠的維持療法群では30％と，有意差は認められないが高い水準にあることを見いだした。[186] Jolleyらの報告では，精神症状の出現率は間欠的維持療法群では30％，持続的投薬群では7％と有意差を認めた。[187] しかしこの研究では，再発した者のうち70％以上は再発の前に不快気分や神経症症状などの前駆症状を認めていた。それゆえに，徐々に再発し，前駆期には病識やコンプライアンスが保てる者には，標的投薬法がふさわしいとの指摘がなされた。Jolleyらはさらに，間欠的に治療された患者では，EPSや1年後に遅発性ジスキネジアになる傾向が有意に少ないことも見いだした。[187]

分裂病の再発早期（すなわち前駆症状が明らかな時）に薬物治療を再開する間欠的治療法は，以下のことがあてはまる患者には1つの選択肢である。[188]

- 陽性症状のエピソードが1回しかなかった
- 地固め治療の期間中に症状がなかった
- 持続的維持投薬を受けることは望まないが，定期的にフォローアップされることには同意している
- 薬物誘発性精神病が考えられており，違法薬物をやめていれ

ば精神病は二度と再発しないと思われる

　低用量維持処方と組み合わせた標的投薬法は，初回エピソード患者の一部には適しているかもしれない。[189] しかし非感情病性の精神病エピソードを何度か繰り返す初発患者（初回エピソードのすぐ後に何度かエピソードの再発を認める者）には，抗精神病薬の維持投薬を少なくとも5年間は続けることが勧められる。[162]

2. 維持治療の実際

　維持治療における抗精神病薬の剤形も考慮すべきである。デポ剤には隠れたノンコンプライアンスを排除できることなどのいくつかの利点がある。[190] ただし，デポ剤は苦痛だとか，屈辱感を味わう体験としてとらえられるおそれがあるし，特に不適切に投与された場合には硬結などの局所的副作用を招いたり，遅発性ジスキネジアの出現率が高くなることと関連する場合がある。非定型抗精神病薬の低用量経口投与は，特に半減期が長く1日1回投与でよいもの（オランザピンやセルチンドールはそうであるし，リスペリドンでも大多数がこれでよい）では，維持治療として定型抗精神病薬のデポ剤と同じくらい有効であることが明らかになるかもしれない。

Ⅵ. 副作用への対処

1. 錐体外路系副作用 (EPS)

　EPSにはパーキンソン症候群，ジストニア，ジスキネジア，ア

カシジアがあり，パーキンソン症候群を除いてそれぞれ急性と遅発性のものがある。急性のものは抗精神病薬の投与を始めて数日から数週間で生じ，用量依存性で，抗精神病薬を減量するか中止すれば可逆的に消退する。

EPSは，
- 不快な体験である
- 機能障害となり得る
- 家族や友人にとって見るに忍びない
- 抗精神病薬による治療効果に相反し得る
- 社会的差別の解消を妨げる
- コンプライアンス不良と関連する

それゆえにできるだけEPSを避けるか，あるいはその進展を制限することが重要である。

i. 急性ジストニア

急性ジストニアとは筋肉が持続的に収縮する不随意運動である。多くは頭頸部の筋肉に起こり，ゆがみ，ねじれ，反復的な運動や異常な姿勢の原因となる。[191] リスクファクターには以下のものが含まれる。

- 若年者
- 男性
- 高力価定型抗精神病薬
- 定型抗精神病薬の高用量
- 筋肉注射

急性ジストニアは苦しく恐ろしい体験であり，それゆえ患者は自ら訴えてくる傾向がある。それにもかかわらずジストニアは解離症状や詐病，あるいは医者に抗コリン薬を（感情高揚効果のため）処方させようとする試みと，誤診あるいは誤解されたりすることがある。より軽微なジストニアでは話しにくさや噛みにくさ，飲み込みにくさなどの形で現れ，スタッフに気がつかれぬまま治療されないことがある。急性ジストニアは抗コリン薬の筋注によって緊急に治療すべきである。

ii. パーキンソン症候群

特発性パーキンソン病は運動減退，筋強剛，振戦の3主徴により特徴づけられるが，薬物誘発性パーキンソン症候群は古典的なピルローリング振戦があまりみられないことを除くと，この特発性パーキンソン病と類似している。軽微な筋強剛は活性化（被験者は反対側の手足を活発に動かすよう要求される）を用いないと検出できないであろう。運動減退（緩慢な運動）は精神緩慢（緩慢な思考）を伴うこともあり，これは陰性症状や二次性抑うつとの鑑別を非常に困難なものにする。パーキンソン症候群が起こったら，可能な限り非定型抗精神病薬に切り替えるべきであり，それができないなら減量，および必要に応じて抗コリン薬の処方を行うべきである。

iii. ジスキネジア

薬物誘発性急性ジスキネジアとは薬物により誘発される異常不随意運動をいい，特に口や顔面に起こる。注意すべきは，薬物誘発性の急性または遅発性ジスキネジアと区別することができない

ような自発性あるいは特発性の口・顔面のジスキネジアが，抗精神病薬を一度も投与されたことのない高齢者の5〜15％にみられることである。[144]

iv. アカシジア

これは落ち着きのない不快な内的感覚であり，身体のあちこちを動かさずにはいられなくなり，例えば立っている時には全身を揺らしたり，じっと座っていることができなかったりする（重症の場合には歩き回っていないと立っていることができない）。[191] このような症状は精神症状とよく誤診されるが，報告されているアカシジアの出現率が大きくばらついているのは部分的にはこのことで説明がつくかもしれない。アカシジアは治療へのノンコンプライアンス[192]や攻撃的行動および自殺企図[193]と関連する。パーキンソン症候群はアカシジアと有意に関連があり，パーキンソン症候群を起こしにくい薬物はアカシジアを起こすリスクも低い。リスクファクターには以下のものがある。

- 強力なD_2遮断作用
- 高用量
- 急激な増量

残念なことにアカシジアはパーキンソン症候群やジストニアに比べて治療に反応しにくい。アカシジアが起こったなら抗精神病薬を減量し（漸減が好ましい），セルチンドールのようなアカシジアを起こしにくい非定型抗精神病薬に切り替えるべきであり，それができないなら他の薬物，例えばプロプラノロール（30〜

90mg/日）を試してみるのがよいだろう。ベンゾジアゼピンも有効な場合があり，特にアカシジアなのか精神病的焦燥感なのか診断がはっきりしないときには有効である。

2. 鎮　静

鎮静は最も一般的な抗精神病薬の副作用であり，特に治療初期においてよくみられる。焦燥感の強い患者には鎮静は治療的となり得るが，急性期を過ぎてもそれが持続し，日中の眠気を引き起こすとなると問題である。対策としては以下のものがある。

- 減量
- 分服のときは夜の分の用量を多くする
- 非鎮静系抗精神病薬に鎮静薬を併用して，鎮静が得られてきたら鎮静薬を減量できるようにする
- 半減期を考えて可能であれば夜1回の投与とする
- 鎮静作用の少ない薬物に切り替える

低力価定型抗精神病薬は高力価のものと比べて鎮静作用が強い。リスペリドンは比較的鎮静を起こしにくいが，[169] オランザピンは12～39％の症例に鎮静を起こす。[167]

3. 内分泌および性機能障害

ほとんどの抗精神病薬は，下垂体前葉の乳腺刺激細胞に対するドーパミンの抑制作用を遮断する結果として，プロラクチン血中濃度を上昇させる。高プロラクチン血症は投薬を中止すれば可逆的に消退する。

勃起障害は抗精神病薬の投与を受けている男性患者の23〜54％に生じる。性機能に影響する他の副作用には，男性の射精障害や男性と女性の性欲減退や無オルガズム症が含まれる。これらの副作用は抗アドレナリン作用や抗セロトニン作用，あるいは高プロラクチン血症によるものと考えられている。さらに特定の抗精神病薬（チオリダジンやリスペリドンなど）は逆行性射精を起こし得る。セルチンドールの治験において男性の20％に射精の減少や消失が認められた。[141]

　薬物を減量したり（可能なら）中止すれば，通常はこれらの症状は軽快する。25〜50mgのイミプラミンが逆行性射精の治療に有効なことがある。もし減量や他の薬物への切り替えが不可能なら，ヨヒンビン（α_2拮抗薬）またはシプロヘプタジン（5-HT$_2$拮抗薬）が有効かもしれない。[162]

4. 体重増加

　体重増加は大部分の定型抗精神病薬で起こり，その割合は症例の40％にまでに及ぶ。特にオランザピンとクロザピンでは体重増加がよく起こる。リスペリドンとセルチンドールに関するデータでは，治療の初めの6〜8週での体重増加は平均1〜4kgであることが指摘されている。[194] 体重増加はたいてい治療を始めて1年の間にプラトーに達する。これは食事制限によって管理されるべきである（治療早期から開始するのが好ましい）。アミスルピリドとジプラシドンは体重増加を起こしにくい可能性があるとする主張が一部にみられる。

5. 末梢性自律神経系副作用

　抗精神病薬の抗コリン作用は（抗パーキンソン薬が併用されているなら，その作用とあいまって）口渇，かすみ目，便秘，頻脈，排尿困難，認知機能障害を含む様々な副作用を起こし得る。治療を受けている患者の10〜50％に，このうちどれかの症状が起こり，特に抗ムスカリン作用の強い薬物を投与されている者で生じやすい。症状の大半は時間が経つにつれて重症度が軽くなり，対症療法的に加療される（例えば便秘に対しては，水分摂取の増加または繊維の多い食事など）。抗コリン性の副作用は特に高齢者において問題となり，危険なこともある。

　多くの抗精神病薬は高用量でQT間隔を延長させるので，心室細動，特にトルサード・ド・ポワント型の心室細動のリスクが生じる（ゆえにBNFの範囲を超える用量では，心血管系のモニタリングが必要である）。

　アドレナリン受容体の遮断は縮瞳，鼻閉，起立性低血圧，持続勃起症あるいは射精の抑制を起こし得る。起立性低血圧は座位または臥位からゆっくりと起き上がること，あるいは食塩の摂取量を増やすことで対処すべきである。頻脈は抗コリン作用かもしれないし，または起立性低血圧から二次的に生じているのかもしれない。重症なら低用量の末梢作用性のβブロッカー（アテノロールなど）を用いてもよい。チオリダジンとクロザピンは抗アドレナリン作用が最も強い。

6. 中枢性自律神経系副作用

　抗精神病薬は体温調整を障害し，周囲の温度に関係なく体温を

一定にコントロールする生理的機能の失調を招き得る。それゆえ高温の気候条件においては熱射病を，低温の気候条件においては低体温を起こすリスクが生じる。中枢性の抗コリン毒性により記憶や認知障害，錯乱，せん妄，傾眠，幻覚が起こり得る。治療を中止すると，症状はたいてい可逆的に消退する。もし症状がひどいなら，リスペリドンなどの抗コリン作用の弱い抗精神病薬への変更を行ってみるのがよい。

7. 消化管および肝臓への作用

　低力価の定型抗精神病薬は，肝酵素の上昇や胆汁うっ滞性黄疸（後者はクロルプロマジンを内服している患者の0.1〜0.5％に起こる）の原因となり得る。黄疸はたいてい治療を始めてから1カ月のうちに生じる。黄疸が起こったら，治療を中止して他に黄疸の原因がないかを調べたうえで，この合併症をより起こしにくい他の薬物に変更する必要がある。オランザピンは肝酵素の一過性上昇の原因となり得るが，これが持続したり投薬の中止が必要となることはめったにない。リスペリドンは嘔気や腹痛を引き起こすことがある。

8. その他の作用

　光線過敏症は特に低力価の定型抗精神病薬において起こり得る。患者には過剰な日光は避けること，紫外線遮断スクリーンを用いることを指導すべきである。斑状の色素沈着と青灰色の脱色も起こり得る。また，フェノチアジンに対する過敏性の現れとして，蕁麻疹が起こり得る。

9. 稀ではあるが重篤な副作用

i. 神経遮断薬による悪性症候群 (NMS: neuroleptic malignant syndrome)

神経遮断薬による悪性症候群（NMS）は稀にしか生じないものの，起これば生命に危機が及び得る病態である。NMSは筋強剛，高体温，自律神経障害，意識レベルの変動により特徴づけられる。自律神経障害に含まれるものには血圧の変動，心拍数とリズムの不規則性，括約筋のコントロール喪失，高熱と筋強剛，多量の発汗と流涎，[195] 意識レベルの動揺や昏睡状態があるだろう。

意識レベルの変化は間欠的な錯乱状態，あるいは重症例では昏睡状態を引き起こしかねない。NMSは突然，予想できず起こることもあり，しばしば誤診される。もし治療されなければ，症例の5～20％は死に至る。NMSはたいてい治療の早期（しばしば最初の1週間），あるいは抗精神病薬の増量後に起こり，通常は，白血球増加と血清CPK増加が認められる。罹患率は0.001～1％の範囲である。[196] リスクファクターを以下に示す。

- 若年
- 男性
- 高力価抗精神病薬の投与
- 急速な増量
- 筋肉内投与
- 先行する神経学的障害の存在
- 身体疾患
- 脱水

治療は抗精神病薬の中止および発熱や心血管系症状に対する対症療法（解熱薬，心血管系のモニタリング，および必要に応じて水分の補充）などであり，もし重症であれば集中治療室に移すべきである。ダントロレンは筋強剛を軽減することで体温を下げるので有用であろう。患者の精神状態はベンゾジアゼピンか，もし必要ならば電気痙攣療法で治療するのがよいだろう。NMSは診療録に明確に記載しておくべきであり，NMSを引き起こした薬物と類似の化学構造を有した抗精神病薬は避けるべきである。回復後は別の化学構造をもった抗精神病薬を徐々に導入していくのがよいだろう。

ii. 痙　　攣

抗精神病薬（特に低力価定型抗精神病薬とクロザピン）は痙攣閾値を下げることがある。痙攣の頻度は用量と関係があり，すべての定型抗精神病薬の標準的な用量ではその頻度は1％未満である。薬物誘発性痙攣のリスクファクターには以下のものが含まれる。

- 特発性てんかん
- 頭部外傷
- てんかんの家族歴
- 薬物誘発性痙攣の既往歴
- 急速な増量

痙攣が認められる前に，脳波で異常が検出されることもある。もし痙攣が起こったら，用量を下げて神経学的検査を行うべきで

ある。もし抗てんかん薬を処方するなら，クロザピンの場合はバルプロ酸の方がよい（カルバマゼピンはバルプロ酸よりも白血球減少症のリスクが高い）。抗てんかん薬の併用をしないなら，クロザピンは600mg以上投与しない方がよいだろう。リスペリドン，オランザピン，セルチンドールによる痙攣のリスク増加は，ハロペリドールやプラセボ以下である。

iii. 血液学的作用

定型抗精神病薬はすべて種々の血液疾患と関連があり，その1つに0.08％のリスクで起こる無顆粒球症がある。[197] クロザピンを1年以上投与されている患者では無顆粒球症のリスクは0.07％であり，[164] 定型抗精神病薬によるリスクと近いことが明らかである。しかしクロザピン治療の最初の1年では無顆粒球症のリスクが高い（0.7％）ことと，1970年代に8人の死者を出したことことから，クロザピンは多くの国から姿を消してしまい，治療抵抗性の分裂病患者に対する優れた有効性が確認されるまでは日の目をみることがなかった。[198] クロザピンを処方する場合には血液モニタリングが義務づけられている。

iv. 網膜色素変性症と角膜混濁

これらは低力価抗精神病薬のチオリダジンやクロルプロマジンを慢性的に投与した場合，特に高用量（800mg/日以上）で投与した際に起こり得る。ゆえに，もしこれくらいの投与量が必要ならば，6カ月ごとに眼科的検査を施行するべきである。

10. 慢性的副作用

　慢性あるいは遅発性のEPSは，治療の何カ月または何年か後に（しばしば薬物や用量の変更を行っていなくても）起こり，用量依存性とも言えず，さらに投薬の中止後も持続し得る。遅発性EPSと分裂病に本来そなわっている特発性の異常不随意運動とを識別することは，特に困難であろう。初発症例の治療における遅発性EPSの意味合いは，それが短期的に起こりやすいということではなく，むしろ後にそれが起こるリスクを最小にするように処方することが重要だという点にある。患者やその身内はそのリスクについて知っているかもしれないし，それが起こる可能性ついて非常に心配していて，それがコンプライアンス低下に結びつくかもしれない。

　遅発性で持続的なジストニア（遅発性ジストニア）は抗精神病薬の慢性的投与を受けている患者にみられることがあり，若年者で最もリスクが高い。[199]

　遅発性ジスキネジアは持続的な抗精神病薬投与で生じる異常不随意運動であり，身体のどの部分でも生じ得るが，最も一般的なのは口－顔面の領域である。これは舌の突出やよじれ，繰り返して口をすぼめたり，しゃぶるような口唇の運動，噛んだり顎を横に動かす運動，または頬を膨らませたりする動きとして現れる。手足の不随意運動は舞踏病および舞踏病アテトーシスのようであり，四肢のアテトーシスおよび無目的で定型的な運動のこともある。リスクファクターには以下のものが含まれる。[200, 201]

- 長期間にわたる抗精神病薬の使用
- 高力価抗精神病薬
- 治療開始前からある軽微な運動障害
- 認知障害
- アルコール乱用の既往
- 高齢
- 現存する身体疾患（糖尿病など）

　早期発見が遅発性ジスキネジアの予防のための最善の方針であり，ゆえに抗精神病薬の投与を4週間以上受けている患者は定期的に評価を受けるべきである。もしジスキネジアが存在するなら，遅発性ジスキネジア以外の原因を除外するための神経学的検査を施行すべきである。それらが除外されたなら，12週間かけて抗精神病薬の投与量を50％にまで徐々に減量すべきである。これにより遅発性ジスキネジアはしばしば軽快または寛解する。しかしなかには離脱性ジスキネジア（減量の初めの頃に起こる症状の増悪）が生じる患者もいるかもしれない。遅発性ジスキネジアの出現後も減量せずに薬物投与を続けると，可逆的に軽快する可能性が減少する。現在使用している抗精神病薬の中止と，クロザピンのような遅発性ジスキネジアの発現率が非常に低い非定型抗精神病薬への変更を考慮すべきである。[202]

　急性および遅発性アカシジアでは，運動現象としては両者にはっきりとした違いはないが，運動に付随する落ち着かなさという主観的感覚は遅発性の場合の方が目立たない可能性がある。両者とも同様の治療方法をとるべきである。

6章 感情性精神病の初回エピソードへの処方

 急性感情性精神病には,躁病,躁とうつの混合性エピソード,精神病性うつ病,分裂感情障害がある。抗精神病薬,ベンゾジアゼピン,または抗うつ薬が必要となろう。他に使用される主な薬物には気分安定薬があり,これは急性エピソードと躁の初回エピソード回復後の予防に用いられる。

I. 抗精神病薬

 抗精神病薬は感情性精神病の初回エピソードにしばしば用いられる。抗精神病薬はリチウムと比較すると気分安定効果は弱いが,躁的興奮への効果はより早い。[203]

 抗精神病薬の使用原則は4,5章に概説されている。しかしながら急性躁病の治療において,抗精神病薬の鎮静作用は,その抗精神病作用と少なくとも同等の価値があるので,クロルプロマジンのような鎮静作用には定評のある薬物を用いた方がよいだろう。さらに,重篤な気分高揚や混乱した行動を抑えるためには,明らかな分裂病の初回エピソード患者におけるよりも多い用量を

短期間に用いる必要があろう。そのような用量では副作用をもたらすリスクが高いので（4章），ベンゾジアゼピンまたは気分安定薬を併用して必要投与量を最小限にするのがよいのかもしれない。

抗精神病薬は抑うつを誘発することも忘れてはならない。[204] それゆえに患者が躁から重いうつに移行しないか注意すべきである。[205] この点でも気分安定薬の併用が有用であろう。

II．ベンゾジアゼピン

ベンゾジアゼピンは初回精神病エピソードの治療に有用であるが，それは単独での効果ではなく，抗精神病薬または気分安定薬と併用した場合である。ベンゾジアゼピンの併用は，以下の症状を伴う患者には適切である。

- 重度の興奮
- 重度の不安の併発

ベンゾジアゼピンを抗精神病薬と併用すると，抗精神病薬の必要用量を少なくできるかもしれない（抗精神病薬をさらに増量しても，鎮静作用は増強されるが，抗精神病効果については5章に述べたように得るところがあまりなく，鎮静作用についてはベンゾジアゼピンでも同様な効果が得られる）。

急性躁病におけるロラゼパムとクロナゼパムの使用は，いくつかの小規模な二重盲検試験により支持されている。[205] Chouinardは二重盲検クロスオーバー試験において，急性躁病の付加治療ではクロナゼパムはリチウムに比べていくつかの点で優れていると

報告している。[206] ロラゼパムはクロナゼパムより半減期が短く，極めて急性の障害や重症の興奮に対してより効果的かもしれず，[207, 208]経口または筋注によって1〜4mgを必要に応じて2〜6時間ごとに繰り返し投与し，最高で1日量4mgまで投与できる。クロナゼパムは経口で2〜6時間ごとに0.5〜2mg，1日量6mgまで投与できる。短期間（2〜6週間）のベンゾジアゼピン治療なら，大部分の患者では依存症状を呈することなく投与量を漸減することができる。

初回エピソード精神病へのベンゾジアゼピン使用の禁忌には以下のことがあげられる。

- 過去にベンゾジアゼピンによって不快気分や行動障害が生じていた場合
- 鎮静薬の乱用患者

III. 抗うつ薬

抗うつ薬は，抑うつ気分が主体な精神病初回エピソードに対して適切に処方されるべきである。しかし，初回エピソードがうつ病エピソードであっても，それが双極性感情障害の最初の病相であったことが後に明らかになる場合があり，注意が必要である。双極性障害ではどのような種類の抗うつ薬でも軽躁状態や躁状態が誘発されることがある。三環系抗うつ薬よりも選択的セロトニン再取り込み阻害薬（SSRIs）の方が，このような可能性が少ないことが報告されている。[209]

躁病へ移行するリスクが高そうな患者では（例えば躁病の家族歴が濃厚な場合など），気分安定薬の処方によってこのリスクを最小限にできるだろう。

Ⅳ. 気分安定薬

感情性精神病の初回エピソードに使用される主要な気分安定薬はリチウム，カルバマゼピン，バルプロ酸である。

1. リチウム

4つのプラセボを用いた比較試験では，総計116人の患者で検討した結果，急性躁病のリチウムへの反応率は78％にのぼっている。[210] このような成果が得られているにもかかわらず，リチウムは急性躁病の治療に単独で用いられることは現在ではめったにない。それはこのような効果の発現までに数日，効果が最大になるまでには2～3週間かかるためである。それゆえ，たいていの臨床家は躁病の初回エピソードを目前にしたら，抗精神病薬を最初に用いるであろう。

多くの臨床家はリチウムを抗精神病薬に併用する。リチウムと定型抗精神病薬（特に高用量のハロペリドール[211,212]）には有害な相互作用があるとの報告がいくつかあり，そこではリチウム中毒と抗精神病薬による悪性症候群のどちらにも似た臨床症状が生じていた。その後の一連の検討により，1日量30mgまでのハロペリドールと血中濃度1mEq/lまでのリチウムとの併用は安全であることが示された。[213] それゆえにリチウムの血中濃度がこれ以下に維持されていれば併用は可能である。もし何らかの神経症状に

気づいたら，リチウムは一時的に中止すべきである。[214]

抗精神病薬を避けたい場合は（例えば患者や家族が反対する時，または重症な副作用がある時など），リチウムを単独投与してもよい。リチウムは比較的軽症の純粋な躁病に最も有効である。[215] 躁病の初回エピソード症例の多くがこのような躁病であり，このような患者にこそリチウムの単独使用を行う価値があるだろう。

著明な過活動と妄想を伴うような重症躁病患者，重い抑うつあるいは不快気分を伴う場合，脳波異常がある患者あるいは気分障害の家族歴がない患者などでは，リチウム単独投与に反応する確率は低い。これらの症例では，抗精神病薬を単独あるいは気分安定薬との併用で用いるべきである。

作用機序

リチウムは生物学的システムに様々な影響を与えるが，そのうちのどれがリチウムの治療効果に関係があるのかは明らかになっていない。[214] リチウムはナトリウムチャネルや他のチャネルを通して細胞内に入ってくるナトリウム，カリウム，カルシウムの代用となるが，ナトリウムに比べて排出される効率が悪い。それゆえリチウムの細胞/血漿比はナトリウムよりはるかに高い。リチウムは細胞内でセカンドメッセンジャーシステムであるGTP蛋白，cAMP，イノシトールリン脂質，そしてサードメッセンジャーシステムであるキナーゼに作用する。リチウムはドーパミン遮断薬（抗精神病薬）の長期投与で通常生じてくるドーパミン受容体のsupersensitivityの進展に拮抗し得る。[216]

2. バルプロ酸

バルプロ酸も急性躁病の治療に有効である。[217, 218] 躁うつ混合状態にある患者では,リチウムよりもバルプロ酸の方が有効とされている。[219, 220] またバルプロ酸の方がリチウムよりも耐容性が良好であり,副作用のために服薬を中断した症例はリチウムでは11％であったが,バルプロ酸では6％だけであった。

臨床効果は通常,投与開始後7～14日で血中濃度が50mg/lに達した頃に生じ,特に軽症から中等度の躁病ではそうである。投与開始時に1日量で20mg/kgを投与すれば,3日以内に躁症状の改善がもたらされるかもしれない。[221] バルプロ酸はアルコールや物質乱用が併発している症例や(この場合,リチウム中毒による問題が特に起こりやすい),リチウムに反応しなかった症例では特に有用である。

作用機序

バルプロ酸は抑制性神経伝達物質であるγ-アミノ酪酸(GABA)の機能を増大させると考えられている。またバルプロ酸は中枢のセロトニン系活性も促進する可能性がある。[222]

3. カルバマゼピン

19の二重盲検試験(ほとんどがリチウムか抗精神病薬のどちらかとのクロスオーバーによる)によって,カルバマゼピンの躁病への有効性がリチウムや抗精神病薬に匹敵することが証明されている。[223] しかし,これらの研究はクロスオーバーデザインであったこと,対象にリチウムに反応しない患者が多く入っていたこと

などの点で批判がある。カルバマゼピンの作用発現までにはいくらか時間がかかるがリチウムほどではなく，重度の精神病性躁病[224]や躁うつ混合状態においてはリチウムよりも有効かもしれない。

作用機序

カルバマゼピンは脱分極とN-メチル-d-アスパラギン酸（NMDA）受容体でのグルタミン酸の作用を遮断することによって，L型カルシウムチャネルの活性を減少させる。[214] 抗キンドリング作用がその治療効果の一部に関係があるかもしれない。リチウムもカルバマゼピンもリンパ球におけるcGMPの貯留を抑制するが，たぶん，これはNMDA受容体によって活性化された酸化窒素セカンドメッセンジャー系を含むメカニズムによるのであろう。[225] バルプロ酸に反応する患者が必ずしもカルバマゼピンに反応するとは限らないし，逆もまたしかりであるが，カルバマゼピンとバルプロ酸との間にはいくらか交差耐性が存在するという証拠がある。[226] これはある程度の共通した作用メカニズムがある可能性を示している。

4. 初発感情性精神病におけるバルプロ酸，カルバマゼピンの適応

- 抗精神病薬，リチウムに反応しない
- 抗精神病薬，リチウムへの不耐性
- 重症の精神病性躁病
- 躁うつ混合状態または顕著な不快気分
- 気分障害の家族歴がない
- 脳波異常

- ●物質乱用の併発（バルプロ酸）
- ●腎機能異常

リチウムのように，バルプロ酸も非定型抗精神病薬と併用することができる。カルバマゼピンとクロザピンとの併用は禁忌である。これはカルバマゼピンにも血液の問題が生じるリスクがあり，クロザピンによる無顆粒球症のリスクをも増大させ得るためである。

V. 初回エピソード精神病から回復した後の予防的薬物としての気分安定薬

初回エピソード精神病にかかった患者のほとんどは，治療に容易に反応する。そうなると問題なのは予防的投薬を勧めるか否かである。

長期的には，エピソードの重症度と頻度を軽減するための予防的戦略が，双極性感情障害治療の最も重要な側面であろう。しかし不利益を上回るだけの利益が保証されない限り，初回エピソード患者に長期間の予防的投薬を宣告するわけにもいかない。

双極性障害のエピソードが3回生じた後では，平均1年以内に次のエピソードが生じると予測される。[227, 228] 現在，一般的に受け入れられているリチウムの予防的投薬の基準は，5年間で2回のエピソードがあるということである。しかし，もっと低い基準をとっている臨床家もいる。2回目のエピソードが重症な場合（例えば真剣な自殺企図を伴うなど）なら2回目の時期に関係せず予防的投薬を行う，あるいは1回の躁病エピソードでも双極Ⅰ型障

害の家族歴があれば予防的投薬を行うといった基準である。

われわれは，重度の双極性障害の家族歴がある患者では，初回の精神病（躁病）エピソードが起こった後でも予防的治療の適応になると考えている。

同様に，極度に重症で遷延した場合や重度のうつ病エピソードに移行する場合には，初回の躁病エピソードでも気分安定薬の予防的投薬が時に有用となろう。しかし，そのような症例は例外的であり，気分安定薬の予防的使用に関する報告はごく少数であろう。これは初回エピソードというよりもすべての双極性障害の症例にあてはまることである。

1. リチウム

双極性障害におけるリチウムの予防的投薬を二重盲検でプラセボと比較した10の主要な研究の総括によれば，プラセボでの再発率が81％であったのに対してリチウムでは34％であった。[210] しかし人工的な状況の中で行われた臨床試験と同じような利益が，通常の臨床現場でもリチウムによってもたらされるであろうか。

GuscottとTaylorは，efficacy（その治療方法が有するポテンシャル，あるいはその治療が効く可能性があるかどうか）とeffectiveness（臨床現場で得られた成果，あるいはその治療が効いたのかどうか）を区別しなければならないと主張している。[229] リチウムのefficacyに関しては詳細に再検討されている。[230, 231]

精神保健の専門家が高いレベルの関わりによって患者をフォローアップすることが大切である。1つの方法としては，早期精神病ユニットがもしあれば，その流れの中でこれを行える可能性がある。これがなければ，以前に行われたリチウムのefficacy研究

における治療状況に最も近いものとして，リチウムクリニックや気分障害専門クリニックがあげられるであろう。

i. リチウムの退薬

リチウムを退薬すると，リチウム治療を受ける以前よりも高い再発率が認められ，特に中止してから3カ月以内がそうなる[232]。あるリチウム中断研究では，躁病/軽躁病あるいはうつ病の再発が半数の患者に生じるまでの期間（中間値）も3カ月であり，その場合の病相はほとんどの場合（83.6％），その患者の最初のエピソードと同じ極性（躁なら躁，うつならうつ）になることが示された[233]。自殺企図のリスクはリチウム中止後1年間で倍増し，それが元のレベルに戻ったのは1年後であった[234]。

Goodwinは，もしリチウム中止による躁病再発リスクが50％であるなら，不利益を上回る利益を得るためには少なくとも30カ月リチウムを続ける必要があると計算している[232]。これは，リチウムを少なくとも30カ月継続できる可能性が高くないなら，リチウムを処方するべきでないことを意味する。

急速ではなく徐々に中止することで，再発率を減少させることができるかもしれない[233, 235]。この場合には，リチウムを15～30日かけて中止する。

ii. リチウムへの反応

多くの研究で，適切な血中濃度であっても20％以上の再発率が認められている[236, 237, 238, 239]。リチウムへの反応の良し悪しを予測する因子が表15に示されている[214]。

最良の反応まで達しない場合，あるいは有効性が失われてきた

表15 リチウムへの反応に影響する因子

反応良好	反応不良
双極性障害の家族歴	神経学的徴候
リチウムへの反応良好な家族歴	混合性または不快気分を伴う躁病
初回躁病エピソード	分裂感情障害
	コンプライアンス不良
	物質乱用
	急速交代型

場合でも,臨床家は前述の理由でリチウムを中止することには慎重になるであろう。その場合には組み合わせ治療(バルプロ酸の追加)が試みられる。あるいはリチウムを徐々に中止して,カルバマゼピンを導入してもよいだろう(両方の薬物を低用量でオーバーラップさせる期間を設ける)。組み合わせ治療では両方の薬物の副作用リスクが増大するので,新たに追加する薬物は効果と副作用を慎重に勘案しながらゆっくりと増量すべきである。

2. バルプロ酸

バルプロ酸は,混合性躁病,双極Ⅱ型障害および分裂感情障害患者の感情性エピソードの頻度と重症度をかなりの期間にわたって軽減させる。[240] バルプロ酸はうつ病エピソードよりも躁病および混合性エピソードの再発予防において有効なようであり,その気分安定効果はリチウム,カルバマゼピン,甲状腺ホルモン,クロザピンによって増強される。

バルプロ酸の予防における有効性はリチウムと同等またはそれ以上であり,不耐性の頻度も低い。バルプロ酸の不耐性の可能性は10〜13%であり,リチウムでは22〜25%である。[241,242]

3. カルバマゼピン

14の盲検または部分的盲検研究によれば,全体で63％の患者がカルバマゼピンに中等度から著明な効果を示し,これはリチウムと匹敵する反応率である。[223] リチウムよりもカルバマゼピンの方によく反応する一部の患者がおり,それは例えば分裂感情障害[224]や双極性感情障害の急速交代型などである。リチウムやバルプロ酸のように,カルバマゼピンも抗うつ効果より抗躁効果の方が大きく,時間と共にその有効性は失われていくようであるが,これは病気の自然経過との鑑別が難しい。ミラーイメージ法による研究では,カルバマゼピンでもリチウムと同様に中止によって躁病の再燃が生じることがある。

VI. 気分安定薬の処方の実際

患者にはインフォームド・コンセントに十分なだけの適切な情報を与えるべきである。UK Manic Depression Fellowshipのような自助グループで作成されている資料も有用だろう。薬物で生じることがある副作用に関して適切な情報を与えることも大変重要である。

表16にリチウム,バルプロ酸,カルバマゼピンの禁忌,必要とされる検査,有効血中濃度,製剤の種類と投与開始方法が示してある。徐放剤は通常放出型の製剤よりも24時間にわたってより安定した血中濃度を保てるので,これら気分安定薬すべてにおいて好ましい製剤である。

表16 気分安定薬の禁忌、検査、治療域、適切な製剤と開始方法[205, 244, 245]

	リチウム	バルプロ酸	カルバマゼピン
禁忌	腎機能障害、水分またはナトリウムの重篤なアンバランス、心不全、最近の心筋梗塞	肝機能障害（あるいは重症な肝機能障害の家族歴）、血液疾患の既往	腎障害または肝障害、不整脈、血液疾患の既往
治療開始前検査	腎機能、全血球算定、甲状腺機能＋/−クレアチニン・クリアランス、中間尿、赤沈値、血圧、心電図、体重	肝機能、全血球算定＋/−プロトロンビン時間、腎機能	全血球算定、肝機能と腎機能＋/−中間尿、TSH、心電図、網状赤血球算定
治療期間中の検査	3カ月ごと：血圧、腎機能、全血球算定 6カ月ごと：TSH測定 リチウム濃度測定：投与開始4〜7日後に初回の測定、用量が4週間一定となるまでは毎週、その後は3カ月ごとに測定。	最初の6〜12カ月は全血球算定と肝機能を毎月検査、その後は年に1〜2回検査。バルプロ酸濃度測定は至適用量まで増量する過程の早さに応じてインターバルで行う。	最初の6〜12カ月は全血球算定、肝機能と腎機能を毎月検査、その後は年に1〜2回TSHと共に検査。カルバマゼピン濃度は投与量が2〜3カ月間一定となるまでは2〜4週ごとに測定。
有効血中濃度	0.4〜1.0mM	50〜120mg/l	>7mg/l
製剤	急性期以降は徐放剤が望ましい	徐放剤（バルプロ酸ナトリウムとバルプロ酸）	徐放剤
開始方法	製剤によって異なる、BNF（英国民医薬品集）を参照せよ	200mgを1日1回または1日2回で開始し、3日ごとに200mgずつ血中濃度と臨床反応によって2000mgまで増量	1日200mgで開始し、1週間ごとに増量し400mg1日2回まで投与

6章 感情性精神病の初回エピソードへの処方

1. リチウム

脱水とナトリウム欠乏を避ける必要があることを患者に教えなければならない。リチウムの血清濃度の測定は最後の内服から12時間後に行うべきである。最も一般的な治療濃度範囲は0.6〜1.0mMである。[205] リチウム濃度が低いほど副作用(認知機能の低下を含む)は少ない傾向があるが,その代わりに再発率は高くなる。[243]

妊娠中は第1三半期で催奇形性リスクが最も高い。もし妊娠を予定しているのなら,受胎前の1カ月にリチウムを漸減・中止すれば,胎児へのリスクが最小化できる。妊娠中は精神病の再発リスクが低下するが,産後は再発リスクが非常に高い(50%にものぼる)ので,出生後48時間以内にリチウムを再開すべきである。リチウム服用中は授乳を行うべきでないことにも注意する。リチウムには数多くの重要な薬物間相互作用が知られている(表17)。

表17 リチウムにおける重要な薬物間相互作用

薬 物	相互作用の性質
●利尿剤(ループ利尿薬とサイアザイド),NSAIDs,ACE阻害剤	リチウム濃度の増加
●制酸剤,アセタゾラミド,テオフィリン	リチウム濃度の減少
●SSRIs,カルバマゼピン,フェニトイン,スマトリプタン,メチルドパ,ジルチアゼム,ベラパミル,エリスロマイシン,メトロニダゾール,メトクロプラミド,ドンペリドン,リチウムが高濃度の場合の抗精神病薬	神経毒性リスクの増大

2. バルプロ酸

消化管系の副作用が起こる可能性は，バルプロ酸ナトリウムとバルプロ酸とを併せた徐放剤（米国ではdivalproex，英国ではepilim chrono）を使用すれば軽減する。患者が臨床的に安定し，バルプロ酸濃度が治療域になるまで，全血球算定（特に血小板）と肝機能を定期的にモニターするのがよい。しかし，これらの検査だけに頼って管理するべきではなく，臨床的徴候や症状（倦怠感，嘔気，嘔吐，挫傷や浮腫ができやすいこと）の方が肝毒性の指標としてはより信頼性がある。[205]

バルプロ酸濃度は，1日の最大量の内服直前（血中濃度の谷間）に測定するべきである。推奨血中濃度治療域（50〜120mg/l）は，てんかんにおける研究に基づくところが大きい。躁病における研究では，50mg/l以上の濃度にならないと多くの症例で治療効果が出現しないことが明らかになっている。[218, 246] これは通常少なくとも1日量800〜1000mgの用量に相当するだろう。

アスピリンと脂肪の多い食事は，血漿蛋白非結合で活性を有するバルプロ酸の割合を増加させるので，用量依存性の副作用が増悪する可能性がある。[242] カルバマゼピンはバルプロ酸濃度を低下させるが，一方バルプロ酸はカルバマゼピンの活性代謝物の産生を増加させる。シメチジンはバルプロ酸の代謝を抑制するので，その結果バルプロ酸の血中濃度が上昇する。

胎児のバルプロ酸症候群が報告されている。

3. カルバマゼピン

てんかんでは6〜12mg/lという治療濃度域が報告されている

が,双極性感情障害における治療濃度域に関して一致した見解はまだ得られていない。TaylorとDuncanによる双極性感情障害へのカルバマゼピンの使用に関しての総括では,平均1日投与量600〜1400mgで,7〜8mg/l以上の濃度が有効性と関連すると結論づけられている。[245]

 カルバマゼピンは催奇形性(神経管欠損のリスクの増大)があるので,患者に対して,これについてや,経口避妊薬が無効となる可能性(経口避妊薬のクリアランスが促進される)に関して情報を与えるべきである。カルバマゼピン治療中に妊娠した場合は,高用量の葉酸(1日5mg)を処方し,出生時に母と子にビタミンKを投与すべきである。

 薬物間相互作用はカルバマゼピンでよく問題となる。1〜3カ

表18 少なくとも部分的にはCYP3Aによって代謝される薬物[113, 156]

●定型抗精神病薬,特にハロペリドール
●クロザピン,セルチンドール
●三環系抗うつ薬
●SSRIs(フルオキセチン*,フルボキサミン*)
●バルプロ酸
●ステロイド*(経口避妊薬,プレドニゾロン,タモキシフェンなど)
●ワーファリン
●抗生物質(トリメトプリム,ドキシサイクリン,エリスロマイシン*,イソニアジド*)
●鎮痛薬(デキストロメトルファン,デキストロプロポキシフェン*)
●麻酔薬(リドカイン*,ミダゾラム)
●循環器系薬剤(ニフェジピン*,ジルチアゼム,ベラパミル*,ジギトキシン)
●免疫抑制剤(シクロスポリン*,オンダンセトロン)
●テオフィリン
*シメチジンと同様にカルバマゼピンの代謝を抑制する

月間にわたってカルバマゼピンはP450酵素，特にCYP3A4を誘導する。このために，この経路で代謝される多くの薬物で（カルバマゼピン自体も含めて）半減期が短くなる。表18に示したように，多くの薬物がカルバマゼピンの代謝を抑制する（それらの薬物の一部はCYP3A4で代謝される）。バルプロ酸はカルバマゼピンの活性代謝産物（エポキシド）を増加させる。バルプロ酸はP450系を抑制し，カルバマゼピンはこの系を誘導するので，この組み合わせに伴って代謝の複雑な相互作用が起こり得る。

Ⅶ. 気分安定薬の一般的な副作用

1. リチウム

リチウムを投与されている患者の大多数では，少なくとも1つの副作用を経験している。[246]

i. 甲状腺

23％の症例にTSH上昇，5％に甲状腺腫，5〜10％（用量と治療期間による）に臨床的に問題となる甲状腺機能低下症が生じる。甲状腺疾患の家族歴のある患者や以前から抗甲状腺抗体が存在していた患者では，これらのリスクが高い。甲状腺機能低下症の臨床的徴候は抑うつと間違われやすい。リチウム誘発性の甲状腺機能低下症はサイロキシン投与で治療できる。

ii. 腎　臓

リチウムを投与されている患者の約1/3に多尿と代償性の口渇が認められる（リチウムは遠位尿細管の抗利尿ホルモンへの反応

を減弱させ，本格的な腎性尿崩症の原因となることがある)[247]。この副作用は用量依存性であるので，もし問題となる場合には減量できるならそれで対応できる。減量が適切でない患者には，アミロライドを慎重に用いてもよい。リチウム濃度を定期的にモニターされている患者の大半には，糸球体濾過率の悪化は起こらない。時にはリチウムが原因で慢性腎不全が起こる場合もあるが，そのような症例はリチウムに対する稀な特異的反応であろう。20％に及ぶ患者に腎臓の組織学的変化が認められる。

iii. 神経系

多くの患者においてリチウムは手指の微細な振戦を生じさせる。リチウムの中枢神経毒性を増強させる薬物を併用すると，振戦のリスクが高くなる。振戦は日内変動することがあり，疲労，不安，喫煙またはカフェインの摂取で悪化する傾向がある。振戦は用量依存性の副作用であり，徐放剤を用いれば軽快する傾向がある。もし振戦が問題になるならプロプラノロールのようなβブロッカーの少量（効いてほしい30分前に10〜20mg）で治療することができるが，この効果は繰り返し投与するうちに減弱することに注意しなければならない。小脳性振戦や協調運動障害は中毒徴候であり，この場合に微細な振戦が激しくなったり，パーキンソン症候群が出現する。リチウムは神経−筋伝達を阻害する（リチウムは重症筋無力症を悪化させ，サクシニルコリンの効果を増強させる）。したがって，反応速度や精密さが低下したことに気づく患者もいるだろう。治療を始めて最初の数週間は，かなりの疲労感が出現するかもしれない。

iv. 認知機能

リチウムを投与されている患者は,記憶力に関する副作用をよく訴える。リチウム中断研究では,記憶に対する客観的な影響が認められている。中断後に再発しなかった患者の中には,視覚イメージ記憶の改善例や,視覚イメージと反応能力に基礎を置く複雑な課題遂行能力の改善例があった。軽躁病エピソードが入り込んでいるかもしれないが,リチウム内服患者の少なくとも半数（プロの芸術家も含む）は,生産性と創造性が改善したと思っている。[248]

v. 皮　膚

リチウムはアクネまたは乾癬を悪化させる。テトラサイクリンはリチウムと相互作用を起こす可能性があるため慎重に使用すべきであるが,レチノイドは使用してもよい。約12％の患者には毛髪の喪失と肌理の変化が生じることがあり,爪甲が金色に脱色することもある。

vi. 代謝への影響と体重増加

リチウムを長期間投与されている患者の約25％は10ポンド(4.53kg)以上体重が増加する。これはカロリーの高い飲み物だけでなく食物の摂取量が増加したためである。リチウムはグルコースとインスリンの代謝も微妙に変化させ,グルコースへの耐性を低下させることがある。またリチウムはアルドステロンにも拮抗し,アンギオテンシン濃度を上昇させ,体液貯留と浮腫を起こすこともある。浮腫は局所的なこともあり,たいていは一過性であり,用量が高いほど顕著になる。患者がダイエットで体重を減ら

そうとする際には，絶食，脱水，食塩欠乏を避けなければならない。治療開始に先立ってアドバイスを行い体重増加を予防する方が，増えた体重を減少させるより有効である。

vii. 消化管系

リチウム治療の最初の1〜2週間は嘔気，腹痛，下痢（おそらく切迫した排便を伴う）を経験するかもしれない。たいていはこれらの症状はすぐに軽快する。症状を軽快するために，分割投与または徐放剤の使用が助けとなるかもしれない（時には徐放剤も消化管を刺激することがある）。

副作用の中では多尿と口渇，振戦，記憶障害，体重増加などがしばしば治療中断の理由となる。治療を継続してもらうためには，処方医は患者に副作用について質問し，訴えのあった副作用には真剣に対応し，最低有効リチウム濃度を目標とするべきである。

約1.5mM以上のリチウム血中濃度を示すリチウム中毒は緊急事態である。その特徴と治療はSchou[246]とCookson[214]によって詳細に記述されている。たいていは長期治療中に併発することが多く，以下のことにより薬物の排泄が減少したためである。

- 脱水
- 感染症
- 相互作用がある薬物の併用
- 食塩欠乏
- 遷延性意識障害
- 麻酔および手術

- 妊娠および分娩

中毒はリチウムの過量内服が原因で起こることもあり，リチウムが組織内に入るまでに時間がかかることや徐放剤から持続的に吸収されるため，症状の発現は服用後12時間またはそれ以上になる。

2. バルプロ酸

バルプロ酸の一般的な副作用はすべて可逆的で用量依存性である。

- 嘔気，消化不良，下痢
- 食欲増進，体重増加
- 可逆的な毛髪の喪失
- 血小板減少症，血小板機能異常
- 肝酵素の上昇
- 眠気

徐放剤を使用したり，緩徐に増量していけば，これら副作用の頻度は減少する。それでもなお消化器症状，体重増加，毛髪の喪失はよく治療中断の原因となる。[205] もし消化不良で困るなら，ラニチジンが有用かもしれない。急性腹痛を呈する患者にはすべて血清アミラーゼを測定するべきである。毛髪の喪失はたいてい一過性である。微量元素と共にビタミン類を投与すると，この問題が軽減すると示唆する報告もある。[205] 再生してくる毛髪は巻き毛のことがある。肝酵素の上昇はよくあるわけではないが，肝不全

が起こることもあるため，肝機能検査で異常が認められた患者は臨床的に検討し，肝機能検査が正常に戻るまでモニターすべきである。もし肝機能検査の上昇と共に，プロトロンビン時間の延長や肝不全が切迫していることを示すその他の徴候があるなら，バルプロ酸は中止すべきである。[249]

3. カルバマゼピン

カルバマゼピンの一般的な副作用を以下にあげる。

- ●嘔気，食欲低下と腹痛
- ●失調，ぎこちなさ
- ●めまい，あるいはふらつき
- ●一過性の複視

これらのうち嘔気，かすみ目または複視，めまいと不安定な歩行は開始の時期に認められやすく，用量依存性であり，このために用量が制限されることがある。これらは減量または投与中止により改善する。嘔気は特に問題となるが，食物と一緒に内服するか徐放剤を用いるか，もし症状が安定している時期ならゆっくりと増量すれば（1日100～200mgから開始し，1～2週ごとに100～200mgずつ増量する），これを少なくすることができる。もし斑丘疹状の発赤が起こったら警戒が必要であり，たいていは薬物を中止する必要がある。血液への影響としては，白血球減少症，無顆粒球症，再生不良性貧血，血小板減少症があげられる。症例の2％に中等度の白血球減少症が生じるが，治療中断の必要はない。致命的となる無顆粒球症や再生不良性貧血は，100万人中約

8人に突然に生じ，[214)]即座に薬物を中止して緊急な医学的対応を行わなければならない。

7章 心理社会的アプローチ－1
急性エピソードとその余波

　治療同盟の確立と維持が基盤であり，この上に立ってこそ，あらゆる心理社会的介入が成功する。患者とその家族の疾患モデルの検討についてはさらに慎重を期すとしても，臨床家は患者とその親族に対して，患者の症状のパターンから判断して生物学的レベルでの深刻な障害が存在していると考えていること，そして適切な薬物治療が可能であることを示す必要がある。[250] また臨床家は患者と家族の信頼を得られるように，気配りのある一貫した態度で接する必要がある。

　治療同盟が確立されたなら，種々の心理社会的アプローチを用いることができる。その総体的な目標を以下に示す。

- 患者と家族およびその他の重要な関係者に対して，ふさわしい心理教育を施す
- 精神病エピソードが及ぼした心理社会的影響に対する適応を促進し，社会的リスクファクターを修正する
- 薬物治療の補助として，症状を軽快させる
- 薬物治療のコンプライアンスを高め，再発を全般的に予防する

- 再発の早期認識と適切な介入を促進させる
- 自殺のリスクを減少させる

　上記のうち，最初の3つは本章で，急性精神病とその余波における治療との関連の中で論じ，後の3つは次章で論ずるつもりである。臨床家は患者を個別に評価し，それぞれの必要性や，精神病エピソードとその回復過程の段階に合わせて，介入の性質や範囲を調整する必要がある。異なるアプローチ（家族の心理教育と社会生活技能訓練など）を併用すれば相補的となり，1つのアプローチだけを用いた時よりも良い成果につながる場合がある。[251]

I. 適切な心理教育の提供

　疾患とその治療に関する基本的な情報の提供は，すべての精神病患者が有する権利である。「心理教育」という言葉は難しそうだが，患者とその家族に対して，精神病の性質とそのたどり得る経過，取り得る治療の選択肢および精神保健と地域サービス資源について適切な情報を提供する技法を指すのである。患者と家族の両方にとって，2つのゴールが心理教育にある。1つはその疾患自体の理解を深めることであり，もう1つは彼らの行動と心構えを修正することである。[20]

　精神病の急性期においても，患者は実用的な情報なら理解できるかもしれないし，そうした情報なら，患者にとって隠されるよりも知らせてもらった方がまだ怖くないかもしれない。もちろん情報は状況に合わせた方法で，個々の患者の背景や精神病をどの程度経験しているかも考慮して与えなければならない。それは包

括的なものであり，患者が自らの精神病エピソードについて，適応的で自分で説明できるモデルを作ることを支援するものでなければならない。

　診断に焦点をあてるよりも，むしろ妄想（「普通でない信念」と呼んだ方がよいことが多い）や幻覚，気分変動の体験といった各人の症状について検討することに時間を費やした方が有用な場合が多い。例えば正常な人でも幻覚が起こることがあること（例えば愛する者の死後あるいは極度のストレスにおいて），しばしば気分が混乱した状況で，初めて幻聴あるいは「声」を経験することを説明するのは有益であろう。[252]

　実際，精神病の初回エピソードでは正確な診断名を決めることが困難なため，内科の症候群的な診断名（心不全など）と同様に「急性精神病エピソード」という一般的用語を使った方がよいだろう。もっと特定の診断名（例えば分裂病か感情病か）については，患者や親族が尋ねてきたら話せばよいが，そこに過度に力点を置くべきではない。もし精神分裂病のような用語を使う場合は（例えば極めて明らかな家族歴がある時など），臨床家は過度に悲観的な予後を言わないよう注意すべきである。患者や親族はこうした用語をきくと，精神的荒廃や暴力が避けられないものと考えるかもしれない。そのような状況においては，分裂病の初回エピソードの後に，全体の約75％の患者が回復することにふれるのが有益であろう。[163]

　患者と家族あるいは友人が心に抱いている疾患モデルがどのようなものかを確かめ，理解しておくことはとても大切である。これがわかりさえすれば，臨床家は種々の治療が必要な理由を示しながら，その障害の現実的なモデルを患者や家族が受け入れるよ

うに援助できる。生物心理社会的脆弱性モデルは、好ましくない心理社会的要因と生物学的脆弱性の、急性精神病エピソードの発生における役割を統合するために用いることができる。

やがて、種々の病気を促進する因子の役割を考察し、再発のリスクを減少させる戦略を考案することによって、このモデルを再発の予防に取り組むために用いることが可能になるだろう。情報は、支持的な姿勢でもって、希望に満ちた態度をとりながら、さらに患者や家族を回復過程における共同作業者の一員として参加させながら伝えられるべきである。

患者や家族やその他の重要な関係者は、活発な症状をもつ精神病の発症のために強いショックを受けており、それが悪い前兆ではないのかと恐れている。このような恐るべき出来事を目前にした時に、多くの人々は次のようなことを求める。

- それに何らかの意味を見いだすこと
- 自らが自分の生活を支配しているのだという感覚を取り戻すこと
- 自尊心を維持すること、あるいはそれを回復すること[253]

適切な情報を与えることで、患者と家族の双方が精神病エピソードに意味を見いだして、自尊心を回復するように援助できる。

また患者と家族の双方に、起こり得る薬物の副作用に関して適切な情報を提供することも重要である。

患者と親族の要望は一致しないこともあるし、また病期によっても異なることを忘れてはならない。確かに、精神病症状の内容に、心理学的葛藤の鍵となるものや、解決されていない問題点が

見いだされることがある。[254] 病初期ではそのような解釈に基づく方法によって理解を深めようとしても，役立つことは稀だが，このようなことに積極的に興味を示すことは患者にとっては治療的なのである。そして，そのような共感は良質な臨床実践の一環でなければならない。

　患者のためのより包括的な心理教育は，急性精神病が治療に反応するまで延期しておくべきである。患者それぞれが形作ったモデルとは異なる，本当の疾患モデルをすぐに受け入れられるかどうかは，病気への否認，症状の持続，そしてIQなどの多くの要因によって影響される。妄想やその他の精神病症状が軽減した段階でもなお続いている否認は，患者に保護的な意義を有しているので尊重する必要があるかもしれない。すなわち否認は，偏見への心理的恐怖に対する「健全」とも言える抵抗を意味しているのかもしれない。[254]

　心理教育の主目的の1つは，精神病は恥ずべきものという感覚や偏見を取り除くことにある。偏見は，精神疾患に対してその人が以前からもっていた内的なものかもしれないし，家族，友人，雇用者，さらに言えば社会全体がもっている見方から生じる外的なものかもしれない。偏見は病前の機能レベルが高かったり，責任ある仕事に就いていた患者にとって大きな問題となり得る。偏見に対処するには，以下に示したことが助けとなる。

- 誰にでも起こり得ることだということを強調する（例えば幻覚はある種の情況下では誰にでも起こり得る）
- 病気を誰のせいでもないこととして受け入れるよう励ますこと

- 「一般化」の手法を利用したグループ形式（すなわち共通の体験をもったグループメンバー[255]）
- 患者自身による自伝的体験談や患者支援グループからの適切な記事

　心理教育にグループ形式を用いることは，自主性や若者文化を大切にする若い患者たちにおいては特に成功するであろう[20]。

　否認が治療拒否に結びつく場合は，コンプライアンス療法のような技法が助けとなるだろう。

　患者に身近な人々は，患者と話す機会があれば，病気のエピソードがどのようであったのかを伝えることが必要である。感情が高ぶり，救い難い非難や自責の念が出ることもあろう。このようなことを話す適切なタイミングを見いだすことは容易ではないが，家族で話し合うという流れの中で行われるのがベストかもしれない。

　臨床家は，その最初のコンタクトのあり方によって，しばしば患者や家族と精神科サービスとの結びつき方が決まるということを覚えていた方がよい。だから，強制的治療は可能な限り避けるべきである。患者が家族の同意による強制治療の対象となった場合には，その家族は裏切りをしたという気持ちにさいなまれることが多い。家族との話し合いの中で，このような気持ちがあるのかどうかゆっくりと探っていくのがよいだろう[256]。

　患者やその親族は，突然に再発が生ずるのではないかと恐れていたり，何が再発に関係するのか，どれが患者の元々の性格で，どこまでが正常な反応の範囲内としてよいのかなどについて，意見が一致しないことが多い。これらの認識の不一致は重大な家族

内葛藤に結びつくことがある。[256]

家族の違いや病気の段階の違いによって,必要となる情報のレベルが異なってくる。双極性感情障害の患者をもつ家族と分裂病の患者をもつ家族とでは,大きな違いがある。前者の方が社会的および経済的なステータスが高く,より心理学的な気配りをしており,講義形式の治療アプローチに耐え得る傾向がある。[257] 心理教育に使われるメディアは各人に合わせて調整するべきである。理想的には,様々な書物やパンフレットなどの他に,ビデオテープやコンピューターを用いた題材も使えるとよい。[20]

II. 精神病エピソードが及ぼした心理社会的影響に対する適応の促進

1. 治療環境

可能な限り,精神病初回エピソードの患者は在宅で治療されるべきである。在宅ケアは患者にとって精神的外傷が少なく,偏見が問題になりにくいし,家族に余分なプレッシャーがかかるとしても,家族もしばしばこの方法を選択する。しかし,躁症状や奇異な行為あるいは暴力を伴う患者では,しばしば病院への入院を避けることができない。[36]

2. 適切な入院施設

英国や米国では,精神病初回エピソードにかかった十代の患者が,重度の障害をもつ年配の患者ですし詰めになった病棟に入院させられることがよくあるが,そこでは暴力の脅威があったり,違法薬物が入手できたりして,こうしたことが若い患者の悪化に

結びつく。[30] 平穏であるが社会性に満ちた病棟が回復を促進することには疑いがないし、[258] 錯乱あるいは解体状態にある患者は，環境的カオスを減らそうしている病棟環境から恩恵を被るであろう。[259]

理想的には，入院が必要な患者は初発例を専門に扱うユニットでケアされるべきである。そのようなユニットがない場合は，できるだけリラックスした雰囲気の中で行われる有意義な活動プログラムを，病棟から離れた場所で提供するのがよいだろう。そうしたプログラムは陰性症状を軽減し，社会生活技能を向上させ，自尊心を改善させるであろう。このような環境の中でこそ，徐々に病識が出現し，適切な対処技法を身につけ，自己責任を取り戻すようなプロセスを始めることが可能となり，そして患者は地域社会に復帰していくのである。

3. 子　供

精神病初回エピソードが進行中の患者の中には，将来，親になる者もいることを忘れてはならない。実際，女性では産褥期が気分障害を中心とした精神病エピソードのリスクが最も高い時期である。子供の将来に関する危惧によって精神病が悪化することがある。精神病エピソードを経過した親は，そのエピソード中とその後にも，子供のニードを把握してそれに応えられるように，支援を必要とする場合がある。彼らの子供は，遺伝的にも環境的にも，長期的に精神障害のリスクが高いので，小児精神医学の寄与が必要とされるであろう。予防，すなわち障害をもった親が子供に及ぼす影響を軽減するための介入の方が，治療よりも好ましいかもしれない。[260]

4. 住　居

　転居は全く健康な人にとってもストレスが多いのであり，新しい住まいを探すことに伴う諸々の物事は，精神病患者の回復を阻害するリスクがある。したがって，精神病初回エピソードからの回復過程にある若い患者は，できる限り親や家族の元に戻るべきである。しかしそれができない場合は，いろいろな段階の住居が提供されるべきである。それには集中的な社会的および看護サポートのあるホステルから，管理人のいる家，半自立的生活，そして完全な一人暮らしに至るまでが含まれる。それぞれの患者は，それぞれ異なったスピードで，これら住居の各ステップを上っていくのである。

5. デイケア・センター

　若い患者を，強力なサポートがあった入院環境から，そのようなものが何もない無構造なところに急に退院させてはならない。もしその若い患者が短期間で勉学や仕事に復帰できないのなら，デイケア・センターに参加することでそのような構造が与えられるであろう。デイケア・プログラムでは，病状の回復と技能の学習に焦点をあてるべきである。その場合の技能とは，新たな社会的技能あるいはレジャーを楽しむ技能，そして例えばコンピューターなど職場で役立つ技能などである。これらのプログラムは，病状の改善や服薬コンプライアンスをモニターするのに極めて貴重な機会となる。1日1回内服処方の患者なら，センターで投薬することもできる。しかし，初発の患者には，病状の悪い慢性患者ばかりいる，明るさのないデイケア・センターへの参加を勧め

たくはない。

6. 自助グループと支援グループ

　これらも心理社会的適応を支援する貴重な役割を果たすであろうし，そのようなグループがあることを患者やその家族に知らせるべきである。これらグループの目標には，以下のことがある。

- 偏見の除去を含めた心理教育
- 話し合いの場の提供
- 権利擁護
- サービスの供給に対して影響を及ぼすこと
- 精神疾患の治療と研究への適切なサポート達成への働きかけ

III. 症状の改善

　個人，あるいは集団による認知行動療法（CBT：cognitive behavioural treatments）が精神病症状の改善を目的として用いられるようになってきている。認知行動療法は以下の想定に基づいて用いられている。(a)精神病患者では自身や他者への認知機能モデルの機能不全がある。(b)これらのモデルは心理学的技法による修正を受け入れる。

　精神疾患をもったすべての人は可能な限り，地域社会で生活し働く権利を有するべきである，と国連は述べている。[261] しかし実際には，初回精神病エピソードによって，就業，就学，経済，家族，そして社会の各領域にわたって広範な後遺障害が生じると，

この理想の達成は難しくなる。単純な例をあげると,英国では躁病のために入院した後の6～12カ月間は,運転免許が許可されない。躁うつ病と診断された患者は,いくつかの公的サービスの車両を運転することができないし,[262] 雇用者の考え方によっては,その他の就業からも排除される。

精神病の初回エピソードはしばしば,まだ教育の途中あるいは成人として社会的および職業上の役割を始めたばかりの思春期後期あるいは成人期早期に生じる。このため彼らのその後の成長が,遷延する精神病エピソードやその後遺症によって障害される。これらを防ぐために,臨床家は教師や大学講師または雇用者と連絡をとり,(患者の同意のもとに)適切な情報を提供し,学業や仕事への段階的な復帰を取り決める必要があるだろう。患者が自ら選択した勉強や仕事の分野に復帰できそうになければ,実現可能な代替案を探るべきである。これには保護的作業や職業技能再訓練の提供などがあるだろう。現実的で達成可能な短期あるいは長期目標を設定することによって,達成感が得られ,自尊心の喪失を防ぐことができる。[162] 就業成果は回復促進を目的とした心理社会的介入の中心的目標になるべきである。[20]

慢性分裂病患者への社会生活技能訓練(SST)に関する研究では,行動,自己認識,社会的不安に対しての好ましい効果が示されており,退院の早期化や再発率の低下との関連が指摘されている。[263] 初回エピソード精神病についての研究は多くはないが,例えば病前の心理社会的適応が良くない思春期症例などに対して,その基本的方法を応用できる。社会生活技能訓練はビデオテープ,モデリング,ロールプレイ,ポジティブ・フィードバックおよびホームワークなど幅広い技法を用い,その内容やスタイルは患者

それぞれに合わせて調整される。安定した外来患者では，集団療法によって社会適応を改善させることも可能であろう。[162]

認知行動療法の原理は以下のようにまとめられる。

- 標的となる症状や行動を確定し評価する
- それら症状や行動の病前および病後の状態を精査する
- 患者と共に，標的症状に関してより適応的な説明モデルを組み立てる
- 標的となる症状や行動の変化を評価する

1. 気分障害

うつ病に対するBeckの認知療法は双極性感情障害に適用されている。認知モデルとして，軽躁病はうつ病のミラーイメージと見なされており，自己，外界，未来の3つのポジティブな認知，およびポジティブな認知の歪みが特徴である。[264] ポジティブな認知の歪みには以下のことが含まれる。

- 肯定的結論への飛躍（私が勝者だ，私は何でもできる）
- 危険の軽視（ここには何の危険もない，私は何にでも打ち勝てる）
- 問題点の矮小化（何も悪いわけがない）
- 性急な要望（彼らは私が望むことを今するべきだ）

ポジティブな認知の歪みによって，3つのポジティブな認知への思い込みがますます強くなる。ポジティブな体験に選択的に注

意が向くことで，根底にある信念が強化され，行動へと結びつく。ポジティブなあるいはネガティブな図式化（スキーマ）は互いを排除するものではない。混合性感情エピソード患者では，認知のポジティブそしてネガティブ（抑うつ的）な歪みの両方があり得る。

双極性感情障害における個人（集団でなく）の認知行動療法は，以下の構成要素から成る。[265)]

- **評価**：中核となる自己－他者の図式化，基本的態度，きっかけとなった出来事，対処技法，そして典型的社会行動（特に対人関係の葛藤をどのように認知し，処理しているか）を明らかにする
- **患者との治療的作業**：病気の本質についての心理教育を行う。それには，生物心理社会的な視点から病気を考える中での服薬の受け入れ，脆弱な自己－他者の認知への洞察，思考の歪みに対応する技法，建設的な対処技法（行動化戦略）の強化，そして予防的手段を講じなければならないような気分の変動の早期認識などがある。

2. 妄　想

Wattsらを草分けとして，不合理な信念に対して認知療法が用いられ始めた。[266)] しかし1990年代早期以降ようやく，精神病における認知療法のきちんとした試験成績が，特に英国の心理学者から報告されるようになった。認知療法は薬物抵抗性妄想の治療に用いられて成功しており，[267)] 妄想に焦点をあてた特異的認知介入だけでなく，しばしば心理教育やコンプライアンス療法の要素も

含んでいる。最近は，そのような認知行動療法的介入が急性精神病に対して適用されてきている。[18, 268]

このタイプの認知療法は心理教育と相まって，集団療法の中で実施するのがよいだろう。[18] 誤った思い込みには他のグループメンバーからの反論があるし，精神病体験に逃げ込むよりも病気に「向かい合う」ように励まされることになる。患者たちは，陰性および陽性症状の双方に有益な対処技法を，確認したり，情報交換したりすることを通じて力をつけていく。リラクゼーションを含めた不安への対応も学ぶことになるであろう。

3. 幻　　覚

幻聴を直接の対象にした心理学的治療は，はるかに遅れている。将来の可能性はあるかもしれないが，初回エピソードの症例に用いるのはまだ実験的と言ってよかろう。それゆえ初回エピソード症例では，幻聴が従来の治療に反応しなかった場合にだけ行うべきである。自助グループの活用から幻覚をモニターする日記を書き上げることまで，種々の方法が用いられている。最近の手法のいくつかは，幻聴は「内なる声」の誤った知覚なのであり，その内容は重要であるという理論に基づいている。[269]

4. 神経心理学的欠損

近年，分裂病とそれらの患者に認められる欠損に対する神経心理学的研究が大きく広がりつつある。[270, 271] そのような欠損は臨床症状よりも，長期的な社会および就業機能に対して重要な影響があるように思われる。[272] 最も重要なものを以下にあげる。

- 注意散漫や注意集中欠損
- 記憶障害
- 計画立案や意思決定における制限

　これらのいくつかを改善する方法として,治療的認知アプローチが行われている。認知療法では,これらの神経心理学的欠損を改善することによって,臨床的機能と全般的機能の両方の改善を目指している。これらの欠損への個人的認知療法の有効性が実験的研究で示されているが,[273] 実験条件下における情報処理過程の改善が,精神病理学的あるいは社会的機能評価へ相関するかどうかを検討した研究はまだなされていない。[162]

　理論的には,認知療法には分裂病初回エピソード症例において特別な役割がある。それは認知療法には,病前欠損を改善させ,そして引き続いて生じる認知欠損の発展を防止できるのではないかという期待があるからである。

　認知的介入は誤った思い込みやそれから生じる苦難,および思い込みを生じさせた原因に直接焦点をあて,それから患者に,共同作業的方法によって,別の解釈や意味あいがあるのではないかと考えさせる。家族との連携や構造化された活動プログラムと併用することにより,認知的介入は回復までの時間を25～50％短縮でき,症状の残存率も減らせることが示されている。[18] 認知行動療法は,少なくとも6カ月間薬物治療抵抗性であった症状の治療にも有効なことが示されている。[274]

8章 心理社会的アプローチ-2
回復促進と良い状態の継続

　臨床家の責任は，初回精神病エピソードによる危機から患者が回復しても，それで終わるものではない。実際，精神病からの回復を管理することは比較的簡単だが，それを確実に継続させる方が難しいと言えるであろう。近年，精神医学の力点が地域ケアに移っており，多くの技法が再発予防に役立つことが示されてきた。

I. ケース・マネージメント

　専門的技法が行えるかどうか以前に，患者が精神科サービスと接触を保っていなければならない。しかし接触を断ってしまう患者はあまりにも多く，その結果，病状悪化と再発が生じている。ケアの継続性を高めるうえで価値があることが示された技法の1つがケース・マネージメントである。その原則を以下に示したが，これは初回エピソードからの回復直後に行うことになる。

●ケアプランは専門スタッフと患者と家族によって作成され，

合意を得るべきである。
- 合意されたケアを患者が確実に受けられることを保証する責任がある担当者（key worker）を任命するべきである。[275]

II. 薬物コンプライアンスの向上

　分裂病患者の半数は治療を続けることができない。[276,277] 発病してまもない躁病患者で，追跡期間中に治療を完全に継続していたのは30％にすぎないという報告がある。[278] 自分が病気とは思えない，あるいは病気の重大さを受け入れられない若年患者では，しばしば初回精神病エピソードから回復後の服薬継続を嫌う。残念なことに，ノンコンプライアンスは高い再発率と再入院率に結びつき，患者だけでなくケアする側や精神科サービスにとっても多大な費用がかかることになる。

　ノンコンプライアンスと関連することが知られている患者特性がある。初回エピソード精神病におけるノンコンプライアンスのリスクファクターには，以下のものがあげられる。[162,277,279,280,281]

- 病気の否認
- 病気についての特有の思い込み（マイノリティーグループにおけるものなど）
- 若年者および男性
- 薬物またはアルコール乱用の併発
- 誇大的感情
- 妄想（偏執的な，あるいは治療に関連したものなど）
- 医師－患者間の関係の乏しさ

- 治療への誤解－依存，自己コントロールの喪失，人格喪失などへの心配
- 薬物の副作用（過去に生じたもの，あるいは現在あるもの）
- 気持ちがコントロールされたり，変えられてしまう物質を服用することへの嫌悪感
- 薬物治療の必要性で象徴されるような慢性疾患への嫌悪感

薬物に関連した思い込みは特に重要であり，それはしばしば変えさせることができる。そして服薬に対して肯定的な態度を示す患者は，副作用が生じた場合でも服薬を守れることが多い。もちろん臨床家は副作用を避けるように最大限の努力をなすべきであることは言うまでもない。初回エピソード患者はしばしば薬物に対して敏感であり，いったん眼球上転発作などを経験すると，その後に信頼感のある治療同盟を築き上げる可能性は大きく低下してしまう。

副作用に対する患者の主観的体験は，治療している臨床家の見方とはしばしば異なることを知っておくのは大切である。EPSは患者も臨床家も気づくが，体重増加，記憶障害，集中困難，性機能障害は特に患者側が嫌うものであり，また他の身体的副作用（頻脈など）は臨床家の方が心配するであろう。副作用の客観的評価結果よりも，その主観的体験の方が，コンプライアンスやQOLとの関連が大きいことを示すいくつかの研究結果がある。[282]

患者が，薬物治療をより広範なケアパッケージの一部としてとらえている場合の方が，コンプライアンスが良くなるのは明白である。さらに，説教的アプローチは精神病患者のノンコンプライアンスに対しては限られた効果しかない。[283] 患者が臨床家と協力

して，自らの病気のモニターと治療についての決定に積極的な役割を担う方が，より良い成果が得られている。「ノンコンプライアンス」という言葉の中には，パターナリスティックな臨床家－患者関係が含まれているので適切ではないかもしれない。むしろ「協調（concordance）」（患者，家族と臨床家それぞれの同意に基づくこと指す）という言葉の方が受け入れやすいかもしれない。[285]そのような協調を向上させる方法には患者との個別的治療アプローチ，集団療法および家族療法があげられる。

コンプライアンス療法

コンプライアンス療法は動機づけ面接（motivational interviewing）技法を応用した認知的介入であり，[284, 285, 286] 認知行動療法の最近の発展から得られた成果も用いている。動機づけ面接は，従来の医師－患者関係で生じていた対決や行き詰まりを避けつつ，行動変化を促進することを目的とする。

i. 個人療法

コンプライアンス療法は簡潔，実践的であり，多忙な臨床状況でも行うことができる。4～6回の個人セッションで行われ，以下の要素から構成されている。[287]

●患者の病歴を見直し，患者の病気への考え方や治療へのスタンスを確かめる。もし患者が問題の存在を否定したら，なぜ他の人は問題があると思うのか，他人が同じような行動をとったらどう思うかと尋ねてみる。しかし問題があるという考えに強い抵抗があるならば，この話題は中断する。精神病症

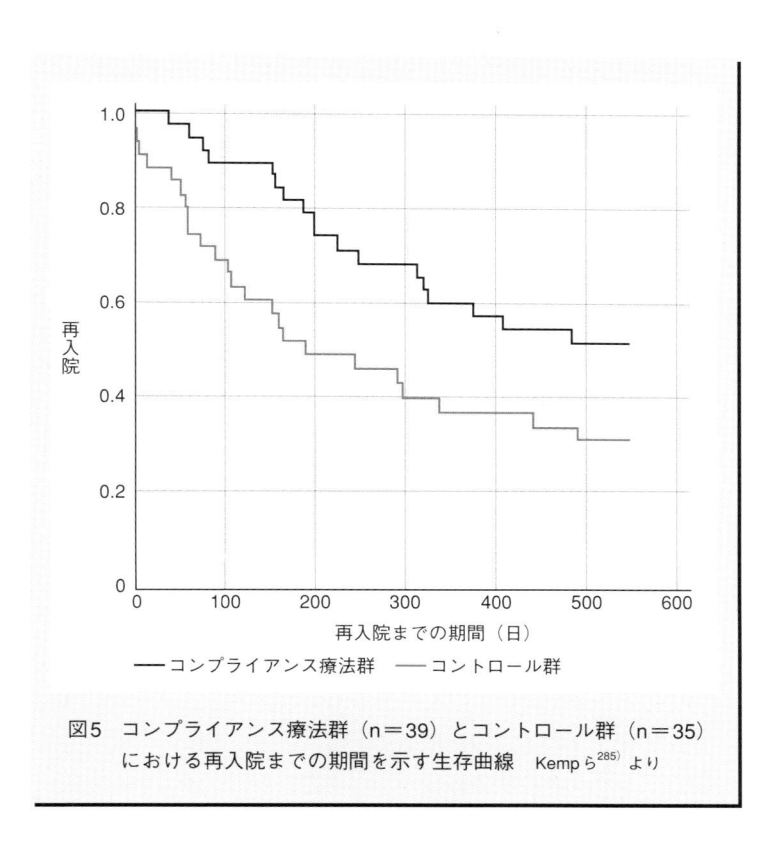

図5 コンプライアンス療法群（n＝39）とコントロール群（n＝35）における再入院までの期間を示す生存曲線 Kempら[285]より

状についての基本的な情報を与えるが，誰にでもこのようなことが生じ得るということを強調して，[288] 患者との関係が崩れるのを避ける。

- 治療に対するアンビバレンスについてさらに確かめる。一般的には，なぜ治療に抵抗があるのかを患者に尋ね，そこから治療に対する患者自身の懸念や治療のプラスとマイナスなどについての話し合いにもっていく。

- 治療の継続：薬物をQOLを高めるために自由に選択できる方法としてとらえ直すことで，偏見に対抗する。同じ病気にかかっている有名人などを例にとって精神障害の頻度について話し合ったり，糖尿病のような身体の病気に例えたり，早期介入を促進するためにその患者に特徴的な前駆症状を確認したりする。

コンプライアンス療法についての無作為化比較試験では，経過追跡18カ月後の時点で，再入院率の有意な減少がコンプライアンス療法群に認められた（図5）。

ii. 集団療法と家族療法

精神病におけるコンプライアンスを目的とした集団療法または家族療法のスタイルや内容は，すでに述べた個人のコンプライアンス療法と共通するところが多い。患者の服薬に対するアンビバレンスを取り巻く問題を探る。異質な集団よりも同質の集団（メンバー全員が分裂病圏の精神病に罹患しているなど）の方がより効果的であり，回復段階の後半にある者は教育的な過程を援助できるだろう。[20] 家族療法では，家族内の力動的要素を含めたアンビバレンスの理由が探られるだろう。[25]

III. 家族の態度や行動の最適化

患者に密に接する家族などの対応は，精神病の再発やその時期など，精神病の経過に影響を与える可能性がある。その根拠は，高EE（expressed emotion）の影響に関する多くの研究結果から

きている。EEは次に示す3つの態度で構成される感情のトーンを測定したものである。

- **批判**：否定的な声の調子での，嫌悪，憤り，うんざりした感じの表明
- **敵意**：患者の人柄を否定するととれる発言
- **過剰な情緒的巻き込まれ**：患者への過保護，過度の関わり，自己犠牲的態度

分裂病患者でも双極性障害患者でも，家族が低EEより高EEである方が，より頻回に再発することがわかっている。[278, 290, 291, 292] ただし精神病が最近発症した患者においては，EEの低下を目的とした介入は，再発に対する効果が少ないだろう。これはこの時期の家族の態度に流動的な性質があるためかもしれない。[293] 家族からコンスタントに受ける批判が減少することが有益である患者がいることや，親の過剰な巻き込まれが減ることで自立を主張でき，結果的に自信がもてるようになる患者がいることには，ほとんど疑問の余地はない。しかし，決して家族を責めてはいけない。精神病患者の親族にはしばしば，苦しみや社会的孤立，さらには彼ら自身の身の安全の心配，そして保護者の役割を引き受けることによる金銭上の問題などがある。少なくとも一定期間，患者が家から離れて暮らすことを選択する家族もいるかもしれない。そのためには適当な代わりの住居の提供が必要となろう。もし平穏で構造化された環境ならば，それは患者にとっても有益であろう。

Ⅳ. ストレスの軽減

これまで述べた以外の心理社会的ストレッサーやそれらに対する患者の反応は，精神療法的手段によって修正できるだろう。ストレスの大きいライフイベントが精神病エピソードの原因になることは証明されている。[102, 294, 295] 双極性感情障害に対する対人関係療法やリズム安定化療法（rhythm stability therapy）のようなアプローチは，そのストレス緩衝効果によって再発リスクを減少させることを目的としている。[280] これには以下のことがあげられる。

- 気分と社会的リズムおよび概日リズムを毎日評価し，それらの関連性に気づき，調子を崩す誘因となる環境因子を見分けられるようにする。
- 「対人関係調査票」を作成し，対人関係の問題が気分に影響を与えることや，その逆があり得ることを認識する。

Ⅴ. 再発の早期発見と適切な介入の促進

エピソードの早期警告徴候を患者や見近な者が発見すれば，精神病レベルへの悪化を防止するための行動をとることができる。患者ごとに，それぞれ特有の早期警告徴候あるいは再発サインがある。[296] これには以下のものがあげられる。[257, 278]

- 情動の変化：猜疑心，抑うつ，不安，焦燥，攻撃性または多

動を伴う脱抑制，緊張感，易刺激性，怒り
- **認知の変化**：奇異な思考，曖昧さ，集中または想起の困難
- **信念や知覚の変化**：自己に関する見方の変化（特に他者との関係では，例えば関係念慮や他者に対する優越感，なくてはならない人間という感じ），他者または世界全般に関する見方の変化，色の暗さの感じ方の変化を含む知覚異常
- **身体的変化**：異常な夢を含む睡眠障害，食欲の変化，体の不調，エネルギーまたはやる気の喪失，あるいはエネルギーと活動性の増加

上述の多くは概して非特異的であり，症状の特有の組み合わせが，それぞれの患者の「再発サイン」となる。

再発予防のためには以下のことが大切である。

- 服薬の遵守
- 違法薬物の使用を避ける
- 早期警告徴候の認識
- 心理社会的ストレス管理
- 効果的な援助を求める行動戦略
- 報いられるような社会的または職業的役割の維持

構造化された集団場面においては，再発予防のための精神療法的戦略が効果的であろう。[256] それには以下の要素があげられる。

- 特異的な再発徴候についての議論
- 気分状態の毎日の記録

- 再発リスクの高まりを示す状況の認識
- 再発が自分や他者に及ぼす影響についての議論
- 再発した場合の行動計画の作成

　家族への取り組みも再発予防に有効であろう。家族，友人，その他の重要な関係者は，患者の回復過程と良い状態の継続にとても大切な役割がある。家族や家族以外の重要な関係者には，それぞれ，患者の主要な早期警告徴候を1つずつあげてもらい，そうしてからこれらについて議論する。そこでは，何が「危険信号」にあてはまり，何があてはまらないのか，あるいは何が病気と考えられ，何がそうではないのかなどを話し合う。[256]

　患者の支援グループも再発予防のための「自己管理」，つまり個人が自らの健康に対して責任をもっともつことの大切さを強調している。[297] これには以下のことがあげられるだろう。

- 早期警告徴候を認識する技能を向上させること
- 早期警告徴候が起こった時の適切な行動戦略，それには単純な行動をとること（例えば，リラックスさせてくれる運動など）も含まれる
- 自己投薬：病識が十分ある患者では，あらかじめ薬をもらっておき，早期警告徴候が生じた際には精神科医と話し合いながら，薬の用量を調節する
- 引き金になることを知り，それが生じそうなら予防的行動をとること
- QOLの改善：友人をもったり，いろいろなことに興味をもったり趣味をもったりする

Ⅵ. 自殺リスクの削減

初回精神病エピソードからの回復患者は自殺リスクがかなり高く，最初の6年間は特に注意が必要である。[33] もし自殺企図が生じたら，連鎖分析（chain analysis）が有用である。[298] 連鎖分析では自殺企図前後の様々な出来事や行動，考え方，対人関係を明確化し，もっと現実に適応したやり方を患者と共に探っていく。

自殺行動は，目標や役割を果たすための手段が他にない場合，社会的地位の喪失，精神病が再発してしまった際の陥れられたという感じ，または家庭内の様々な問題などに続発して生じる。[19, 280] その根底には自尊心や絶望といった核心的問題がしばしば存在する。[23]

精神病の初回エピソードの流れの中で生じた場合には，自殺行動が以下に示す精神病的体験によって起こされたものかどうかを確認する必要がある。

- 幻覚による命令に対する反応
- 精神病的体験に持続的に苦しめられることから逃れようとする試み
- 妄想により起こった自己犠牲の試み（世界を救済するなど）
- 精神病によって生じた修復不能なダメージを感じての絶望感

すべての症例において，自殺行動は真剣に取り扱うべきである。思い詰めた自傷行為のエピソード後の1年間に，1～2%の患者では自殺が完遂され，これは一般人口のリスクの100倍にあたる。[299]

家族メンバーや周囲の人々のサポートだけでなく，患者には，自殺行動で伝えようとしたことを言語化し，このような危機の原因となったストレスに対して，自殺行動ではないような問題解決方法を見いだすように働きかけるべきである。

Ⅶ.「洞察指向的」精神療法（'insight-oriented' psychotherapy）への疑問

これまで述べたアプローチの多くは，ある程度の個人的成長の達成を目的としていた。個人的な成長はHogartyらによって作られたようなパーソナル療法（personal therapy）によって，さらに促進され得る。[300] パーソナル療法はモデリングやリハーサル，フィードバック，ホームワークなどの行動療法的技法を用いており，その有効性は比較試験によって証明されている。

しかし「洞察指向的」精神療法については，なお議論が多い。その支持者はこの療法により以下の結果がもたらされると述べている。

- ●自己破壊的な行動に対するコントロールの向上
- ●情緒的および対人関係上の成長

精神病に対する探索的精神療法が唱えられているが，[301] 精神病の急性期に探索的な技法を集中して行うと，解体が遷延したり再発が促進される傾向があることが多くの研究者によって示されている。[302] ただし非常に稀にではあるが，以下の基準を満たす少数の患者には，探索的精神療法が適応となるであろう。[162]

- 安定した寛解状態にある
- 良好な治療同盟の構築が可能
- 服薬の遵守
- 耐久能力と洞察指向的作業を続けるモチベーションの存在

　この種のアプローチは非常に慎重に用いるべきであり，患者自身がそれを熱心に求める時に限るべきである。また探索的精神療法が試みられている間は，患者の持続的過程が指導医により綿密に監督されるべきであることも重要である。

Ⅷ. 経過と予後

　初回精神病エピソードが生じた患者の見通しは，患者が受ける治療の質だけでなく，その病気がどのようなものであるのかも関係している。初回精神病エピソードでは多くの場合，分裂病か双極性感情障害のいずれかが発病したことになるので，そのエピソードの根底にどちらの病気があるかによって，長期的予後が大きく影響されると考えられるかもしれない。しかしすでに2章で論じたように，精神病エピソードの最初の数カ月間に信頼に足る診断をつけることは困難なことがある。さらにVan Osらが，最近発症した精神病患者166例の経過を追跡したところ，精神病の状況を記載した方がDSM Ⅲ-R診断よりも，予後の予測因子として優れていることが明らかとなった。[22] すなわち，潜行性に発症し感情鈍麻を示す患者は，慢性的な経過をたどる傾向があるが，他方で病識の乏しい患者は強制的入院が必要となることがあった。

感情症状,特に躁状態が目立つ患者では,経過は最も良好であった。

2種類の方法によって,精神病初回エピソード患者の経過と予後が検討されてきた。第1のものは長期的な後方視的研究であり,しばしば患者の昔の診療録を調査したものである。第2のものは前方視的コホート研究である。第2の方が信頼できる情報が得られるが,研究の実施ははるかに難しい。それは初回エピソード患者はかなり数が少なく,ほとんど例外なく非常に不快な体験から回復したところなので,その経過追跡の維持がしばしば困難であるためである。それでも1973年,1974年に初回精神病エピソードを呈した一連の患者をフォローアップし,18年後に95％以上の対象者を追跡できたTakeiらの研究[303]が示すように,それは可能なことである。おそらく驚くべきことだが,この研究では最初の診断と18年後の診断に高い一致率が認められたのである。

1. フォローアップ研究

前方視的フォローアップ研究の典型的な例は,NottinghamでMasonらによって行われた初回エピソードの13年間にわたるコホート研究である。[304] そこで明らかになった所見は,他の分裂病の長期フォローアップ研究とよく似ていた。[305, 306] この研究では,52％の患者ではフォローアップの最後の2年間は精神病症状は認められなかった。しかし症候的あるいは社会的障害を示している者,何らかの精神科的治療を継続している者,そして死亡例を合計すると83％になった。理由はわからないが一般的な所見として,精神病の予後は先進国よりも発展途上国の方が良好のようだ。[24, 307]

初回エピソードまたは最近発症した症例の予後の予測について

検討した研究がいくつかある。最近のものではLiebermanら[163]やVan Osら[22]などがその例である。

〈予後良好の予測因子〉
- 良好な病前適応
- 既婚
- 女性
- 急性の発症，および活発な精神病症状の発現
- 感情症状の存在，あるいは感情病の家族歴
- 明白な社会的誘因
- 低EEの家族との同居

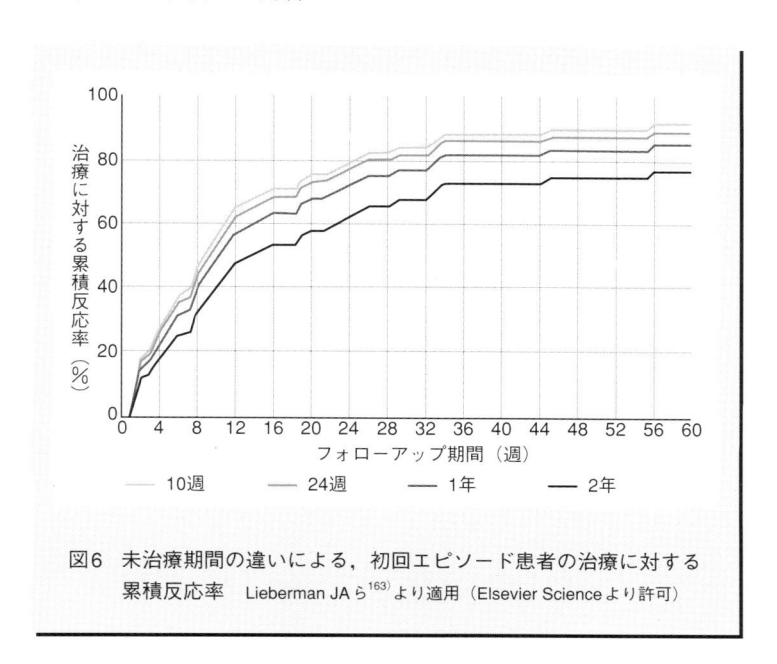

図6 未治療期間の違いによる，初回エピソード患者の治療に対する累積反応率　Lieberman JAら[163]より適用（Elsevier Scienceより許可）

●服薬継続

〈予後不良の予測因子〉
●男性および若年発症
●分裂病の家族歴
●精神病の未治療期間が長い
●CTやMRIでの脳の構造的異常
●幼年期の社会的機能不良
●幼年期のIQの低さ，学力の低さ

精神病の未治療期間が治療反応にどのように影響するのかを図6に示した。

2. 神経発達における異常

数多くの研究で，男性より女性の方が病後の経過が良いことが示されている。[308, 309, 310] これは女性よりも男性に神経発達障害に関係した精神病の症例が多いためではないかと推測されている。[311] 確かに，性別以外で予後不良と関連する因子は，例えば脳の構造的異常や幼年期の低IQなどの神経発達障害の指標なのである。[312]

3. 雇用

最良の予後予測因子は生活歴である。[313] 社会経済的に高いレベルにあった者は，初回精神病エピソード後でも雇用機会に恵まれることが示されている。[314]

4. 社会的機能

精神病の予後は工業化社会より発展途上社会で良好だとの結果から，予後に影響があるかもしれない様々な社会文化的要因について興味がもたれることになった。高レベルの社会的支援と拡大家族の存在が，このような結果の一因と示唆されている。[313] 良好な社会的関係性をもつことが，精神的健康の維持に役立っているようである。[315, 316, 317]

5. 病気の経過

分裂病の陽性症状は，初期のいくつかのエピソードでは，病気の中心であることが多い。この期間中に病気は良くなったり悪くなったりし，症状はしばしば治療によく反応する。それゆえ，疾病プロセスは発症時および経過の早期に最も活発と思われ，再入院リスクも初発から5年間が最も高い。大部分の病状悪化は，発病12～36カ月の内に生じる。再発は必ずしも患者の状態のさらなる悪化をもたらすわけではなく，長い経過の中ではむしろ改善に結びつくことさえある。[318] しかし一部の患者では，再発するごとにさらなる悪化と，おそらく治療抵抗性が生じてくる。一般的に，陽性症状は時間の経過と共に目立たなくなり，一方，陰性症状が目立ってくると考えられている。[319] ほとんどの再入院は病気の初期の5年間に起こり，また10～40％の患者では再入院を経験しない。[320]

数多くの研究が，双極性感情障害における予後予測因子の同定を試みたが，その結果は一致していない。[321, 322]

初回躁病エピソードの後は早期の再発，特に抑うつが生じるリ

スクが高い。しかし心理社会的機能は，病気の回復後は時間の経過と共に改善するようである。[322]

　前述した予後予測因子から，社会的そして心理的因子が，それぞれの患者の病気への対処に影響し，その経過と予後のある部分を決めることがわかる。それゆえ，心理社会的介入は，その患者の好ましい予測因子数を増加させることで，経過と予後に影響を与えるのである。

　初回エピソード精神病の分野では，始まったばかりの研究も多く，なお多くのことを明らかにしなければならない。さらなる研究と新たな臨床的手法を初回エピソード精神病患者へ適用することで，この重要な分野のあらゆる面についてさらなる情報が得られ，経過や予後の改善がもたらされることを祈念してやまない。

参考文献

1. Sullivan HS. The onset of schizophrenia, *Am J Psychiatry* 1927;**151(Suppl.6)**:135-139.
2. Cameron DE. Early Schizophrenia, *Am J Psychiatry* 1938;**95**:567-578.
3. Falloon IR. Early intervention for first episodes of schizophrenia: a preliminary exploration, *Psychiatry* 1992;**55(1)**:4-15.
4. Birchwood M, Macmillan F. Early intervention in schizophrenia, *Aust NZ J Psychiatry* 1993;**27(3)**:374-8.
5. Loebel AD, Lieberman JA, Alvir JM et al. Duration of psychosis and outcome in first-episode schizophrenia, *Am J Psychiatry* 1992;**149(9)**:1183-8.
6. Johnstone EC, Crow TJ, Johnson AL et al. The Northwick Park Study of first episodes of schizophrenia. I. Presentation of the illness and problems relating to admission, *Br J Psychiatry* 1986;**148**:115-20.
7. Beiser M, Erickson D, Fleming JA et al. Establishing the onset of psychotic illness, *Am J Psychiatry* 1993;**150(9)**:1349-54.

8. McGorry PD, Edwards J, Mihalopoulos C et al. EPPIC: an evolving system of early detection and optimal management, *Schizophr Bull* 1996;**22(2)**:305-26.
9. Hafner H, Maurer K, Loffler W et al. The influence of age and sex on the onset and early course of schizophrenia, *Br J Psychiatry* 1993;**162**:80-6.
10. Birchwood M, Cochrane R, MacMillan F et al. The influence of ethnicity and family structure on relapse in first-episode schizophrenia, *Br J Psychiatry* 1992;**161**:783-90.
11. McGorry PD, Singh B. Schizophrenia: risk and possibility of prevention. In: Raphael B and Burrows G, eds, *Handbook of Studies on Preventative Psychiatry*, The Netherlands: Elsevier Science, 1995, pp 491-514.
12. Waddington JL, Scully PJ, Youssef HA. Developmental trajectory and disease progression in schizophrenia: the conundrum, and insights from a 12-year prospective study in the Monaghan 101, *Schizophr Res* 1997;**23(2)**:107-18.
13. Wyatt RJ. Neuroleptics and the natural course of schizophrenia, *Schizophr Bull* 1991;**17(2)**:325-351.
14. Wyatt RJ. Early intervention for schizophrenia: can the course of the illness be altered? *Biol Psychiatry* 1995;**38(1)**:1-3.
15. Lincoln CV, McGorry PD. Who cares? Pathways to psychiatric care for young people experiencing a first episode of psychosis, *Psychiatric Services* 1996, Vol 46. No. 11. P. 1166-1171.
16. Dunn J, Fahy TA. Police admissions to a psychiatric hospital: demographic and clinical differences between ethnic groups, *Br J Psychiatry* 1990;**156** (special issue):373-8.
17. McEvoy JP, Hogarty GE, Steingard S. Optimal dose of neuroleptic in acute schizophrenia. A controlled study of the neuroleptic threshold and higher haloperidol dose, *Arch Gen Psychiatry* 1991;**48(8)**:739-45.
18. Drury V, Birchwood M, Cochrane R et al. Cognitive therapy and recovery from acute psychosis: a controlled trial (a) I. Impact on psychotic symptoms, *Br J Psychiatry* 1996;**169(5)**:593-601 and (b) II. Impact on recovery time, *Br J Psychiatry* 1996;**169(5)**:602-7.
19. Birchwood M, McGorry P, Jackson H. Early intervention in schizophrenia, *Br J Psychiatry* 1997;**170**:2-5.
20. McGorry PD, Edwards J. *Early Psychosis Training Pack*. Macclesfield, UK: Gardiner-Caldwell Communications Ltd, 1997.
21. Ram R, Bromet EJ, Eaton WW et al. The natural course of schizophrenia: a review of first-admission studies, *Schizophr Bull* 1992;**18(2)**:185-207.
22. Van Os J, Fahy T, Jones P et al.

Psychopathological syndromes in the functional psychoses: association with course and outcome. *Psychol Med* 1996;26:161-76.

23. Birchwood M, Mason R, MacMillan J et al. Depression, demoralisation and control over psychotic illness, *Psychol Med* 1993;23:387-395.

24. Thara R, Henrietta M, Joseph A et al. Ten-year course of schizophrenia-the Madras longitudinal study, *Acta Psychiatr Scand* 1994;90(5):329-36.

25. Bleuler M. The long-term course of schizophrenia psychoses, *Psychol Med* 1974;4:244-54.

26. Carpenter WT Jr, Strauss JS. The prediction of outcome in schizophrenia. IV: Eleven-year follow-up of the Washington IPSS cohort, *J Nerv Ment Dis* 1991;179(9):517-25.

27. Hafner H, Maurer K, Loffler W et al. The epidemiology of early schizophrenia. Influence of age and gender on onset and early course, *Br J Psychiatry* 1994;**Supplement (23)**:29-38.

28. Wing JK, Cooper JE, Sartorius N. *The Measurement and Classification of Psychiatric Symptoms*, Cambridge: Cambridge University Press, 1974.

29. Mullen PD. Mental states and states of mind. In: Murray RM, McGuthrie P, eds, *Essentials of Postgraduate Psychiatry*, 3rd edn (Cambridge University Press: Cambridge), 1997, pp 1-40.

30. The Maudsley Handbook of Practical Psychiatry. Goldberg D, ed, London: Oxford University Press, 1997.

31. Van Os J, Marcelis M, Sham P et al. Psychopathological syndromes and familial morbid risk of psychosis, *Br J Psychiatry* 1997;170:241-6.

32. McPhillips MA, Kelly FJ, Barnes TR et al. Detecting comorbid substance misuse among people with schizophrenia in the community: a study comparing the results of questionnaires with analysis of hair and urine, *Schizophr Res* 1997;25(2):141-8.

33. Westermeyer JF, Harrow M, Marengo JT. Risk for suicide in schizophrenia disorders, *J Nerv Ment Dis* 1991;179:259-69.

34. Van Os, Fahy T, Bebbington P et al. The influence of life events on the subsequent course and outcome of psychotic illness. A prospective follow up of the Camberwell Collaborative Psychosis Study, *Psychol Med* 1994;24:503-13.

35. Duggan CF, Sham P, Lee AS et al. Can future suicidal behaviour in depressed patients be predicted? *J Affect Disord* 1991;22(3):111-8.

36. Castle D, Wessely SC, Van Os J, et al. *Psychosis in the inner city. The Camberwell first episode study*. Maudsley Monograph, 1998 (in press).

37. Foerster A, Lewis S, Owen M et al. Premorbid personality in psychosis: effects of sex and diagnosis, *Br J Psychiatry* 1991;158:171-6.

38. Foerster A, Lewis S, Owen M et al. Low birth-weight and a family history of schizophrenia predict poor premorbid functioning in psychosis, *Schizophr Res* 1991;**5**:3-20.
39. Cannon M, Jones P, Murray RM et al. Childhood laterality and later risk of schizophrenia in the 1946 British birth cohort, *Schizophr Res* 1997;**26**:117-120.
40. Walker EF, Grimes KE, Davis DM et al. Childhood precursors of schizophrenia: facial expressions of emotion, *Am J Psychiatry* 1993;**150(11)**:1654-60..
41. Jones P, Rodgers B, Murray R et al. Child development risk factors for adult schizophrenia in the British 1946 birth cohort, *Lancet* 1994;**344(8934)**:1398-402.
42. Davies NJ, Murray RM. Schizophrenia - A Neurodevelopmental or Neurodegenerative Disorder? In: Beninger R, Palomo T and Archer T, eds, *Strategies for Studying Brain Disorders 3. Dopamine Disease States*, Madrid: Editorra CYM, 1996, pp 537-553.
43. Done DJ, Crow TJ, Johnstone EC et al. Childhood antecedents of schizophrenia and affective illness: social adjustment at ages 7 and 11, *Br Med J* 1994;**309(6956)**:699-703.
44. Parnas J, Cannon TD, Jacobsen B et al. Lifetime DSM-III-R diagnostic outcomes in the offspring of schizophrenic mothers. Results from the Copenhagen High-Risk Study, *Arch Gen Psychiatry* 1993;**50(9)**:707-14.
45. Mednick SA, Mura E, Schulsinger F et al. Erratum and further analysis: (osm)perinatal conditions and infant development in children with schizophrenic parents(csm), *Soc Biol* 1973;**20(1)**:111-2.
46. Schulsinger F, Parnas J, Petersen ET et al. Cerebral ventricular size in the offspring of schizophrenic mothers. A preliminary study, *Arch Gen Psychiatry* 1984;**41(6)**:602-6.
47. Keith SJ, Matthews SM. The diagnosis of schizophrenia: a review of onset and duration issues, *Schizophr Bull* 1991;**17(1)**:51-67.
48. Fava GA, Kellner R. Prodromal symptoms in affective disorders, *Am J Psychiatry* 1991;**148(7)**:823-30.
49. Tennant CC. Stress and schizophrenia, *Integr Psychiatry* 1985;**3**:248-261.
50. Henderson AS. *An Introduction to Social Psychiatry*, Oxford: Oxford University Press, 1988.
51. Yung AR, McGorry PD. The prodromal phase of first-episode psychosis: past and current conceptualizations, *Schizophr Bull* 1996;**22(2)**:353-70.
52. Yung AR, McGorry PD, McFarlane CA et al. Monitoring and care of young people at incipient risk of psychosis, *Schizophr Bull* 1996;**22(2)**:283-303.
53. McGuffin P, Owen MJ, O'Donovan

MC et al. *Seminars in Psychiatric Genetics*. London: Royal College of Psychiatrists, Gaskell Press, 1994.
54. Sham PC, Jones P, Russell A et al. Age at onset, sex, and familial psychiatric morbidity: Report from the Camberwell Collaborative Psychosis Study, *Br J Psychiatry* 1994;**165**:466-73.
55. Gershon ES, Delisi LE, Hamovit J et al. A controlled family study of chronic psychoses. Schizophrenia and schizoaffective disorder, *Arch Gen Psychiatry* 1988;**45**:328-336.
56. Kendler KS, Diehl SR. The genetics of schizophrenia: a current, genetic-epidemiologic perspective, *Schizophrenia Bull* 1993;**19(2)**:261-285.
57. Baron M, Gruen R, Asius L et al. Schizoaffective illness, schizophrenia and affective disorders, morbidity risk and genetic transmission, *Acta Psychiatr Scand* 1982;**65**:253-262.
58. Bertelsen A, Harvald B, Hauge M. A Danish twin study of manic-depressive disorders, *Br J Psychiatry* 1977;**130**:330-351.
59. Heston LL. Psychiatric disorders in foster home reared children of schizophrenic mothers, *Br J Psychiatry* 1966;**112**:819-25.
60. Rosenthal D, Wender PH, Kety SS et al. Schizophrenics' offspring reared in adoptive homes. In: Rosenthal D and Kety SS, eds, *The Transmission of Schizophrenia*, Oxford: Pergamon Press, 1968.
61. Kendler KS, Gruenberg AM, Kinney DK. Independent diagnoses of adoptees and relatives as defined by DSM-II criteria, in the provincial and national samples of the Danish adoption study of schizophrenia, *Arch Gen Psychiatry* 1994;**51**:456-68.
62. Tienari P. Interaction between genetic vulnerability and family environment: the Finnish adoptive family study of schizophrenia, *Psychiatr Scand* 1991;**84(5)**:460-5.
63. Mendlewicz J, Rainer JD. Adoption study supporting genetic transmission in manic-depressive illness, *Nature* 1977;**268**:327-329.
64. Karayiorgou M, Gogos JA. Dissecting the genetic complexity of schizophrenia, *Mol Psychiatry* 1997;**2**:211-223.
65. Risch N, Botstein D. A manic depressive history, *Nat Genet* 1996;**12**:351-353.
66. Crocq M-A, Mant R, Asherson P et al. Association between schizophrenia and homozygosity at the dopamine D_3 receptor gene, *J Med Genet* 1992;**29**:858-860.
67. Shaikh S, Collier DA, Sham PC et al. Allelic association between a ser-9-gly polymorphism in the dopamine D_3 receptor gene and schizophrenia, *Hum Genet* 1996;**97**:714-19.
68. Williams J, Spurlock G, McGuffin P et al. Association between schizophrenia and T102C

polymorphism of the 5-hydroxytryptamine type 2a-receptor gene, *Lancet* 1996;**347**:1294-1296.
69. Nimgaonkar VL, Rudert WA, Zhang XR et al. Further evidence for association between schizophrenia the HLA DQB1 gene locus, *Schizophr Res* 1995;**18**:43-49.
70. Collier DA, Arranz MJ, Sham P et al. The serotonin transporter is a potential susceptibility factor for bipolar affective disorder, *NeuroReport* 1996;**7**:1675-1679.
71. Collier DA, Sham PC. Catch me if you can: are catechol and indolamine genes pleioptropic QTLs for common mental disorders? *Mol Psychiatry* 1997;**2**:181-183.
72. Carpenter NJ. Genetic anticipation. Expanding tandem repeats, *Neurol Clin* 1994;**12**:683-697.
73. O'Donovan MC, Guy C, Craddock N et al. Expanded CAG repeats in schizophrenia and bipolar disorder. *Nat Genet* 1995;**10**:380-381.
74. Morris AG, Gaitonde E, McKenna PJ et al. CAG repeat expansions and schizophrenia: assocation with disease in females and with early age-at-onset, *Hum Mol Genet* 1995;**4**:1957-61.
75. Cannon M, Jones P. Schizophrenia, *J Neurol Neurosurg Psychiatry* 1996;**61**:604-613.
76. McNeil TF, Cantor GE, Sjostrom K. Obstetric complications as antecedents of schizophrenia: Empirical effects of using different obstetric complication scales, *J Psychiatric Res* 1994;**28(6)**:519-30.
77. McGrath J, Murray RM. Risk factors for schizophrenia; from conception to birth. In: Hirsch S and Weinberger D, eds, *Schizophrenia*, Oxford: Blackwell, 1995, pp 187-205.
78. McNeil TF, Cantor GE, Nordstrom LG et al. Are reduced circumference at birth and increased obstetric complications associated only with schizophrenic psychosis? *Schizophr Res* 1996;**22**:41-47.
79. Kendell RE, Juszczak E, Cole SK. Obstetric complications and schizophrenia: A case control study based on standardised obstetric records, *Br J Psychiatry* 1996;**168(5)**:556-561.
80. Kunugi H, Takei N, Murray R M et al. Small head circumference at birth in schizophrenia, *Schizophr Res* 1996;**20**:165-170.
81. Verdoux H, Geddes J R, Takei N et al. Obstetric complications and age at onset in schizophrenia: an international collaborative meta-analysis of individual patient data, *Am J Psychiatry* 1997;**154**:1220-27.
82. Rifkin L, Lewis S, Jones PB et al. Low birth weight and schizophrenia, *Br J Psychiatry* 1994;**165**:357-362.
83. Hultman CM, Sparen P, Takei N et al. Prenatal and perinatal risk factors for schizophrenia, affective psychosis and reactive psychosis, *Br Med J* 1998; submitted for publication.

84. Bradbury TN, Miller GA. Season of birth in schizophrenia: a review of the evidence, methodology and etiology. *Psychol Bull* 1985;**98**:569-94.

85. Torrey EF, Miller J, Rawlings T et al. Seasonality of births in schizophrenia and bipolar disorder: a review of the literature. *Schizophr Res* 1997;**28**:1-38.

86. Isohanni M, Rantakallio P, Jones P et al. The predictors of schizophrenia in the 1966 Northern Finland birth cohort study. *Schizophr Res* 1997;**24**:251.

87. Woodruff PWR, Murray RM. The aetiology of brain abnormalities in schizophrenia. In: Ancill R, ed, *Schizophrenia: Exploring the Spectrum of Psychosis*, Chichester: Wiley & Sons: Chichester, 1994, pp 95-114.

88. Zipursky RB, Lim KO, Sullivan EV et al. Widespread cerebral gray matter volume deficits in schizophrenia, *Arch Gen Psychiatry* 1992;**49(3)**:195-205.

89. Harvey I, Ron M, du Barlay G et al. Reduction of cortical volume in schizophrenia on Magentic Resonance Imaging, *Psychol Med* 1993;**23**:591-604.

90. Bruton CJ, Crow TJ, Frith CD et al. Schizophrenia and the brain: A prospective clinico-neuropathological study, *Psychol Med* 1990;**20(2)**:285-304.

91. Fearon P, Cotter P, Murray RM (1997) Is the association between obstetric complications and schizophrenia mediated by glutamatergic excitotoxic damage in the foetal /neonatal brain? In: Reveley M and Deacon B, eds, *Psychopharmacology of Schizophrenia*, London: Chapman & Hall, 1998.

92. Weinberger DR. On the plausibility of the neurodevelopmental hypothesis of schizophrenia. A new understanding: neurobiological, *Neuropsychopharmacology* 1996;**14**: 15-115.

93. Murray RM, Lewis SW. Is schizophrenia a neurodevelopmental disorder? *Br Med J* 1987;**295**:681-682.

94. Mirsky AF, Silberman EK, Latz A et al. Adult outcomes of high-risk children: differential effects of town and kibbutz rearing, *Schizophr Bull* 1985;**11(1)**:150-4.

95. Cannon TD, Mednick SA, Parnas J et al. Developmental brain abnormalities inthe offspring of schizophrenic mothers. I. Contributions of genetic and perinatal factors, *Arch Gen Psychiatry* 1993;**50**:551-64.

96. Cannon TD. Abnormalities of brain structure and function in schizophrenia: implications for aetiology and pathophysiology, *Ann Med* 1996;**28**:533-9.

97. Kendler KS. Genetic epidemiology in psychiatry: taking both genes and

environment seriously, *Arch Gen Psychiatry* 1994;**52**:895-9.
98. Brown GW, Harris TO. *Social Origins of Depression: A Study of Psychiatric Disorder in Women*, London: Tavistock, 1978.
99. Bebbington P, Knipers E. Life events and social factors. In: Kavanagh DJ, ed, *Schizophrenia: An Overview and Practical Handbook*, London: Chapman & Hall, 1992, pp 126-44.
100. Ventura J, Nuechterlein KH, Lukoff D et al. A prospective study of stressful life events and schizophrenic relapse, *J Abnorm Psychol* 1989;**98(4)**:407-11.
101. Malla AK, Cortese L, Shaw TS et al. Life events and relapse in schizophrenia. A one year prospective study, *Soc Psychiatry Psychiatr Epidemiol* 1990;**25(4)**:221-4.
102. Bebbington PE, Wilkins S, Jones P et al. Life events and psychosis. Initial results from the Camberwell Collaborative Psychosis Study, *Br J Psychiatry* 1993;**162**:72-9.
103. Brown GW, Harris TO, Peto J. Life events and Psychiatric Disorders. Part 2: Nature of causal link, *Psychol Med* 1973;**3**:159-76.
104. Strakowski SM, Tohen M, Stoll AL et al. Comorbidty in psychosis at first hospitalisation, *Am J Psychiatry* 1993;**150(5)**:752-57.
105. Thornicroft G. Cannabis and psychosis. Is there epidemiological evidence for an association? *Br J Psychiatry* 1990;**157**:25-33.
106. Andreasson S, Allebeck P, Rydberg U. Schizophrenia in users and nonusers of cannabis. A longitudinal study in Stockholm County, *Acta Psychiatr Scand* 1989;**79(5)**:505-10.
107. Martinez-Arevalo MJ, Calcedo-Ordonez A, Varo-Prieto JR. Cannabis consumption as a prognostic factor in schizophrenia, *Br J Psychiatry* 1994;**164(5)**:679-81.
108. Linszen D et al. Cannabis abuse and the course of schizophrenic disorder, *Arch Gen Psychiatry* 1994;**51**:273-79.
109. McGuire PK, Jones P, Harvey I et al. Morbid risk of schizophrenia for relatives of patients with cannabis-associated psychosis, *Schizophr Res* 1995;**15(3)**:277-81.
110. Delay J, Deniker P, Harl J. Utilisation en therapeutique psychiatrique d'une phenothiazine d'action centrale elective, *Ann Med Psychol* 1952;112-7.
111. Kerwin RW. The new atypical antipsychotics. A lack of extrapyramidal side-effects and new routes in Schizophrenia Research, *Br J Psychiatry* 1994;**164**:141-8.
112. Lieberman JA. Atypical antipsychotic drugs as a first-line treatment of schizophrenia: a rationale and hypothesis, *J Clin Psychiatry* 1996;**57(suppl 11)**:68-71.
113. *British National Formulary, No 34*

(*Sept 1997*) London: British Medical Association, and Royal Pharmaceutical Society of Great Britain, 161-71.
114. Richelson E. Preclinical pharmacology of neuroleptics: focus on new generation compounds, *J Clin Psychiatry* 1996;**57(suppl 11)**:4-11.
115. Sodhi MS, Murray RM. Future therapies for schizophrenia, *Exp Opin Ther Patents* 1997;**7(2)**: 151-165.
116. Kopala LC, Kimberley PG, Honer WG. Extrapyrimmidal signs and clinical symptoms in first-episode schizophrenia: response to low-dose risperidone. *J Clin Psychopharmacol* 1997;**17**:308-312.
117. Seeman P, Lee T, Chau-Wong M et al. Antipsychotic drug doses and neuroleptic/dopamine receptors, *Nature* 1976;**261**:717-19.
118. Pilowsky LS, Costa DC, Ell PJ et al. Clozapine, single photon emission tomography, and the D_2 dopamine receptor blockade hypothesis of schizophrenia, *Lancet* 1992;**340**:199-202.
119. Farde L, Nordstrom AL, Wiesel FA. Positron emission tomographic analysis of central D_1 and D_2 dopamine receptor occupancy in patients treated with classical neuroleptics and clozapine. *Arch Gen Psychiatry* 1992;**49**:538-44.
120. Van Tol HHM, Bunzow JR, Guan HC et al. Cloning of the gene for human D_4 receptor with high affinity for the antipsychotic clozapine, *Nature* 1991;**350**:610-19.
121. Shaikh S, Collier DA, Sham P et al. Analysis of clozapine response and polymorphisms of the dopamine D_4 receptor gene (DRD4) in schizophrenic patients, *Am J Med Genet (Neuropsychiatric Genet)* 1995;**60**:??
122. Seeman P, Guan H-G, Van Tol HHM. Dopamine D_4 receptors elevated in schizophrenia, *Nature* 1993;**365**:441-445 (letter).
123. Okubo Y, Suhara T, Sudo Y et al. Possible role of dopamine D1 receptors in schizophrenia, *Mol Psychiatry* 1997;**2**:291-92.
124. Griffon N, Crocq M-A, Pilon C et al. Dopamine D_3 receptor gene: organization, transcript variants, and polymorphism associated with schizophrenia, *Am J Med Genet* 1996;**67(1)**:63-70.
125. Asherson P, Mant R, Holman S, et al. Linkage association and mutational analysis of the dopamine D3 receptor gene in schizophrenia. *Mol Psychiatry* 1996;**112**:125-32.
126. Pilowsky LS, Mulligan RS, Acton PD et al. Limbic selectivity of clozapine [letter], *Lancet* 1997;**350**:490-91.
127. Pilowsky LS, Busatto GR, Taylor M et al. *Dopamine D_2* receptor occupancy in vivo by the novel atypical antipsychotic olanzapine - a ^{123}IBZM single photon emission tomography

(SPET) study. *Psychopharmacology* 1996; **124**;148-43.

128. Weinberger DR, Lipska BK. Cortical maldevelopment, antipsychotic drugs and schizophrenia: a search for common ground. *Schizophrenia Res*;1995;**16(2)**;87-110.

129. Woodruff PWR, Phillips ML, Rushe T et al. Corpus callosum size and interhemispheric function in schizophrenia, *Schizophr Res* 1997;**23**:189-96.

130. Murray RM, Oon MCH, Smith A et al. A possible association between increased excretion of dimethyltryptamine and certain features of psychosis, *Arch Gen Psychiatry* 1979;**36**:644-49.

131. Arranz MJ, Collier DA, Sodhi MS et al. Association between clozapine response and allelic variation in the 5-HT$_{2A}$ receptor gene, *Lancet* 1995;**345**:281-82.

132. Sodhi MS, Arranz MJ, Curtis DA. Association between clozapine response and allelic variation in the 5-HT$_{2c}$ receptor gene, *NeuroReport* 1995;**7**:369-75.

133. Badri F, Masellis M, Petronis A. Dopamine and serotonin system genes may predict clinical response to clozapine, *Am J Hum Genet* 1996;**59(4)**:1423.

134. Debonnel G, Demontigny C. Modulation of NMDA and dopaminergic neurotransmissions by sigma ligands - possible implications for the treatment of psychiatric disorders, *Life Sci* 1996;**58(9)**:721-34.

135. Duinkerke SJ, Botter PA, Jansen AAI et al. Ritanserin, a selective 5-HT(2/1c) antagonist, and negative symptoms in schizophrenia: a placebo-controlled double-blind trial, *Br J Psychiatry* 1993;**163**:451-55.

136. Modell S, Naber D, Nolzbach R. Efficacy and safety of an opiate sigma-receptor antagonist (SL-82.0715I) in schizophrenic patients with negative symptoms - an open dose range study, *Pharmacopsychiatry* 1996;**29(2)**:63-66.

137. Dewey SL, Smith GS, Logan J et al. Serotonergic modulation of striatal dopamine measured with positron emission tomography (PET) and in vivo microdialysis, *J Neurosci* 1995;**15**:821-29.

138. Keks NA. Minimising the non-extrapyrimmidal side-effects of antipsychotics. *Acta Psychiatr Scand*;**94**;18-24.

139. Goldstein JM, Arvanitis LA. ICI 204,636 (Seroquel'): a dibenzothiazepine atypical antipsychotc. Review of preclinical pharmacology and highlights of phase II clinical trials, *CNS Drug Reviews* 1995;**1**:50-73.

140. Tollefson GD, Beasley Jr CM, Tran PV et al. Olanzapine versus haloperidol in the treatment of schizophrenia and schizoaffective and schizophreniform

disorders: results of an international collaborative trial, *Am J Psychiatry* 1997;**154**:457-65.
141. Van Kammen D, McEvoy JP, Targum SD. A randomized, controlled, dose-ranging trial of sertindole in patients with schizophrenia, *Psychopharmacology* 1996;**124**:168-75.
142. Marder SR, Meibach RC. Risperidone in the treatment of schizophrenia, *Am J Psychiatry* 1994;**151**:1825-35.
143. Saltz BL, Woener M, Kane JM et al Prospective study of tardive dyskinesia incidence in the elderly, *JAMA* 1991;**266**:2402-06.
144. Jeste DV, Caligiuri MP, Paulsen JS et al. Risk of tardive dyskinesia in older patients. A prospective longitudinal study of 266 outpatients. *Arch Gen Psychiatry* 1995;**52**:756-65.
145. Gerlach J, Lublin H, Peacock L. *Extrapyramidal symptoms during long-term treatment with antipsychotics.* Special focus on clozapine and D_1 and D_2 dopamine antagonists,*Neuropsychopharmacology*1996;**14(35)**:35S-39S.
146. Tooley PJH, Zuiderwijk P. Drug safety: exerience with risperidone.*Adv Therapy*1997;**14**:262-266.
147. Kane JM, Weinhold P, Kinon B et al. Prevalence of abnormal involunatary movements ('spontaneous dyskinesias') in the normal elderly, *Psychopharmacol* 1982;**77**: 105-08.
148. Steen VM, Lovlie R, MacEwan T, et al. Dopamine D_3-receptor gene variant and susceptibility to tardive dyskinesia in schizophrenic patients. *Mol Psychiatry* 1997; **2**:139-45.
149. Rossi A, Mancani F, Stratta P, et al. Risperidone, negative symptoms and cognitive deficit in schizophrenia : an open study. *Acta Psychiatr Scand*1997;**95**:40-43.
150. Zorn SH, Jones SB, Ward KM et al. Clozapine is a potent and selective muscarinic M_4 receptor agonist, *Eur J Pharmacol, Mol Pharmacol Section* 1994;**269**:R1-R2.
151. Fritze J, Elliger T. Pirenzepine for clozapine-induced hypersalivation, *Lancet* 1995; **346**:1034 (letter).
152. Szabadi E. Clozapine-induced hypersalivation, *Br J Psychiatry* 1997;**171**:89 (letter).
153. Ereshefsky L. Pharmacokinetics and drug interactions: update for new antipsychotics, *J Clin Psychiatry* 1996;**57(suppl 11)**:12-25.
154. Pilowsky LS, Ring H, Shrine PJ et al. Rapid tranquilisation, a survey of emergency prescribing in a general psychiatric hospital. *Br J Psychiatry*1992; **160**:831-5.
155. Nebert DW, McKinnon RA. Cytochrome P450: evolution and functional diversity, *Progr Liver Dis* 1994;**12**:63-97.

156. Andersson T. Pharmacokinetics, metabolism and interactions of acid pump inhibitors. Focus on omeprazole, lansoprazole and pantoprazole, *Clin Pharmacokinet* 1996;**31(1)**:9-28.

157. Dahl M-L, Bertilsson L. Genetically variable metabolism of antidepressants and neuroleptic drugs in man, *Pharmacogenetics* 1993;**3**:61-70.

158. Daly AK, Brokmoller J, Broly F et al. Nomenclature for human CYP2D6 alleles, *Pharmacogenetics* 1996;**6**:193-201.

159. Funderburg LG, Vertrees JE, True JE et al. Seizure after the addition of erythromycin to clozapine treatment, *Am J Psychiatry* 1994;**151**:1840-41.

160. Hollister LE. Antipsychotic drugs. In: Hollister LE, ed, *Clinical use of psychotherapeutic drugs*, Springfield: Charles C Thomas, 1973, pp13-55.

161. Crow TJ, Macmillan JF, Johnson AL et al. The Northwick Park study of first episodes of schizophrenia, II: a randomised controlled trial of prophylactic neuroleptic treatment, *Br J Psychiatry* 1986;**148**:120-27.

162. American Psychiatric Association practice guidelines. Work group on schizophrenia. Practice Guideline for the treatment of patients with schizophrenia, *Am J Psychiatry*1997; **154, vol 4. (April suppl)**: 1-63.

163. Lieberman JA, Alvir JM, Koreen A et al. Psychobiologic correlates of treatment response in schizophrenia, *Neuropsychopharmacology,* 1996;**14(3S)**:13S-21S.

164. Atkin KA , Kendall F, Gould D et al. Neutropenia and agranulocytosis in patients receiving clozapine in the UK and Ireland, *Br J Psychiatry* 1996;**169**:483-88.

165. May PR, Tumka AH, Yale C et al. Schizophrenia: a follow-up study of results of treatment. II: hospital stay over 2 or 5 years, *Arch Gen Psychiatry* 1976;**1976**:481-86.

166. Gallhofer B. First episode schizophrenia: the importance of compliance and preserving cognitive function, *J Practical Psychiatry and Behav Health* 1996;**2(2, suppl)**: 16S-24S.

167. Fulton B, Goa KL. Olanzapine. A review of its pharmacological properties and therapeutic efficacy in the management of schizophrenia and related psychoses, *Drugs* 1997;**53(2)**:81-298.

168. Nyberg S, Nordstrom CH, Farde L. Positron emission tomography studies on D2 dopamine receptor occupancy and plasma antipsychotic levels in man.*Int Clin Psychopharm*1995; **10**;81-5.

169. Peuskens J, on behalf of the Risperidone Study Group. Risperidone in the treatment of patients with chronic schizophrenia: a multi-national, multi-centre, double-blind, parallel-group study versus

haloperidol, *Br J Psychiatry* 1995;**166**:712-26.
170. Aitchison KJ, Kerwin RW. Cost-effectiveness of clozapine. A UK clinic-based study, *Br J Psychiatry* 1997;**171**: 125-30.
171. Guest JF, Hart WM, Cookson RF, et al. Pharmacoeconomic evaluation of long term treatment with risperidone for patients with schizophrenia .*Br J Med Econ*1996; **10**;59-67.
172. Albright PS, Livingstone S, Keegan DL, et al. Reduction of healthcare resource utilisation and costs following the use of risperidone for patients with schizophrenia previously treated with standard antipsychotic therapy. *Clin Drug Invest*1996;**11**;289-299.
173. Van Putten T, Marder SR, May PRA et al. Plasma levels of haloperidol and clinical response, *Psychopharmacol Bull* 1985;**21**:69-72.
174. Wode-Helgodt B, Borg S, Fyro B et al. Clinical effects and drug concentrations in plasma and cerebrospinal fluid in psychotic patients treated with fixed doses of chlorpromazine, *Acta Psychiatr Scand* 1978;**58**:149-73.
175. Baldessarini RJ, Cohen BM, Teicher MH. Significance of neuroleptic dose and plasma level in the pharmacological treatment of psychoses, *Arch Gen Psychiatry* 1988;**45**:79-90.
176. Schooler et al (1997). Personal communication.
177. Wolkin A, Barouch F, Wolfe AP. Dopamine receptor blockade and clinical response: evidence for two biological subgroups of schizophrenia, *Am J Psychiatry* 1989;**146**:905-08.
178. Thompson C. The use of high dose antipsychotic medication. *Br J Psychiatry*1994;**164**;448-58.
179. Gill M, Hawi A, Webb M. *Homozygous mutation at cytochrome P4502D6 in an individual with schizophrenia: implications for antipsychotic drugs, side effects and compliance*, *Ir J Psych Med* 1997; **14(1)**:38-9.
180. Birchwood M, Todd P, Jackson C. Early intervention in psychosis; the critical period hypothesis.*Int Clin Psychopharmacol*1997;**12(8)**;S29-S38.
181. Davis JM. Overview: maintenance therapy in psychiatry, I: schizophrenia, *Am J Psychiatry* 1975;**132**:1237-45.
182. Kane JM. Treatment programme and long-term outcome in chronic schizophrenia, *Acta Psychiatr Scan* 1990;**(Suppl) 358**:151-57.
183. Bollini P, Pampollona S, Orza MJ et al. Antipsychotic drugs: is more worse? A meta-analysis of the published randomized controlled trials, *Psychol Med* 1994;**24**:307-16.
184. Kissling W (ed). *Guidelines for Neuroleptic Relapse Prevention in Schizophrenia*, Berlin: Springer-Verlag: Berlin, 1991.
185. Carpenter WT Jr, Heinrichs DW,

Hanlon TE. A comparative trial of pharmacologic strategies in schizophrenia, *Am J Psychiatry* 1987;**144**:1466–70.

186. Herz MI, Glazer WM, Mostert MA et al. Intermittent vs maintenance medication in schizophrenia: two-year results, *Arch Gen Psychiatry* 1991;**48**:333–39.

187. Jolley AG, Hirsch SR, McRink A et al. Trial of brief intermittent neuroleptic prophylaxis for selected schizophrenic outpatients: clinical outcome at one year, *Br Med J* 1989;**298**:985–90.

188. Gaebel W. Is intermittent early intervention medication an alternative for neuroleptic maintenance treatment? *Int Clin Psychopharmacol* 1995;**9**:11–16.

189. Davis JM, Janicak P, Singla A et al. Maintenance antipsychotic medication. In: Barnes TRE, ed, *Antipsychotic Drugs and their Side Effects*, London: Acdemic Press, 1993, pp183–203.

190. Gerlach J. Depot neurolptics in relapse prevention: advantages and disadvantages, *Int Clin Psychopharmacol* 1995;**9**:12–20.

191. Barnes TRE. Clinical assessment of the extrapyramidal side effects of antipsychotic drugs, *J Psychopharmacol* 1992;**6(2)**:214–21.

192. Van Putten T. Why do schizophrenic patients refuse to take their drugs? *Arch Gen Psychiatry* 1974;**31**:67–72.

193. Drake RE, Ehrlich J. Suicide attempts associated with akathisia, *Am J Psychiatry* 1985;**142**:499–501.

194. Casey DE. Side effect profiles of new antipsychotic agents, *J Clin, Psychiatry* 1996;**57(suppl 11)**:40–45.

195. Szabadi E. Adverse reactions profile:11 Antipsychotic drugs, *Prescribers' Journal* 1995;**35(1)**:37–44.

196. Keck PI Jr, Pope HG Jr, McElroy SL. Frequency and presentation of neuroleptic malignant syndrome: a prospective study, *Am J Psychiatry* 1987;**144**:1344–46.

197. Mandel A, Gross M. Agranulocytosis and phenothiazines, *Dis Nerv System* 1986;**29**:32–36.

198. Kane J, Honigfeld G, Singer J et al. Clozapine for the treatment-resistant schizophrenic: a double-blind comparison with chlorpromazine, *Arch Gen Psychiatry* 1988;**45**:789–96.

199. Burke RE, Fahn S, Jankovic J et al. Tardive dystonia: late-onset and persistent dystonia caused by antipsychotic drugs, *Neurol* 1982;**32**:1335–46.

200. Van Os J, Fahy T, Jones P et al. Tardive dyskinesia: who is at risk? *Acta Psychiatr Scan* 1997;**96**:206–16.

201. Waddington JL. Psychopathological and cognitive correlates of tardive dyskinesia in schizophrenia and other disorders treated with neuroleptic drugs, *Adv Neurol* 1995;**65**:211–29.

202. Lieberman JA, Saltz BL, Johns CA et al. The effects of clozapine on tardive dyskinesia, *Br J Psychiatry* 1991;**158**:503–10.

203. Prien RF, Caffey EM, Klett CJ. Comparison of lithium carbonate and chlorpromazine in the treatment of mania. Report of the Veterans Administration and National Institute of Mental Health Collaborative Study Group, *Arch Gen Psychiatry* 1972;**26**:146-53.

204. Lingjaerde O, Ahlfors UG, Bech P et al. The UKU side effect rating scale: a new comprehensive rating scale for psychotropic drugs and a cross-sectional study of side effects in neuroleptic-treated patients, *Acta Psychiatrica Scan* 1987;**76(suppl 334)**:100.

205. Sachs GS. Bipolar mood disorder: practical strategies for acute and maintenance phase treatment, *J Clin Psychopharmacol* 1996;**16(2)**:32S-47S.

206. Chouinard G. Clonazepam in acute and maintenance treatment of bipolar affective disorder, *J Clin Psychiatry* 1987;**48(10, suppl)**:29-36.

207. Bradwejn J, Shriqui C, Koszycki D et al. Double-blind comparison of the effect of clonazepam and lorazepam in acute mania, *J Clin Psychopharmacol* 1990;**10**:403-8.

208. Lenox RH, Newhouse PA, Creelman WL et al. Adjunctive treatment of manic agitation with lorazepam versus haloperidol: a double blind study. *J Clin Psychiatry* 1992;**53(2)**:47-52.

209. Montgomery SA. Selective serotonin reuptake inhibitors in the acute treatment of depression. In: Bloom FE, Kupfer DJ, ed, *Psychopharmacology: the Fourth Generation of Progress*, New York: Raven Press, 1995, pp 1043-51.

210. Goodwin FK, Jamison KR. *Manic-Depressive Illness*, New York: Oxford University Press, 1990.

211. Cohen WJ, Cohen NH. Lithium carbonate, haloperidol, and irreversible brain damage, *JAMA* 1974;**230**:1283-87.

212. Loudon JB, Waring H. Toxic reactions to lithium and haloperidol [letter], *Lancet* 1976;**2**:1088.

213. Johnson DAW, Lowe MR, Barchelor DH. Combined lithium-neuroleptic therapy for manic-depressive illness, *Hum Psychopharmacol* 1990;**5(suppl)**:262-97.

214. Cookson J. Lithium and other drug treatments for recurrent affective disorder. In: Checkley SA, ed, *The Management of Depressive Illness*, Oxford: Blackwell Science, (in press).

215. Rasmussen J, Hallstrom C. What drugs can do to help. In: Varma V, ed, *Managing Manic Depressive Disorders*. London: Jessica Kingsley, 1997.

216. Klawans HL, Wiener WJ. The pharmacology of choreatic movements, *Progr Neurobiol* 1976;**6(1)**:49-80.

217. McElroy SK, Keck PE et al. Valproate

in the treatment of acute mania: a placebo-controlled study, *Arch Gen Psychiatry* 1991;**48**:62-68.

218. Bowden CL, Brugger AM, Swann AC et al. Efficacy of divalproex vs lithium and placebo in the treatment of mania, *JAMA* 1994;**271**:918-24.

219. Freeman TW, Clothier JL, Passagil P et al. A double-blind comparison of VPA and lithium in the treatment of acute mania, *Am J Psychiatry* 1992;**149**:108-11.

220. Calabrese JR, Woyshville MJ, Kinnel SE et al. Mixed states and bipolar rapid cycling and their treatment with VPA, *Psychiatr Ann* 1993;**23**:70-78.

221. Keck PE Jr, McElroy SL, Tugrul KC et al. Valproate oral loading in the treatment of acute mania, *J Clin Psychiatry* 1993;**54**:305-8.

222. Maes M. Calabres JR. Mechanisms of action of valproate in affective disorders. In: Joffe RT and Calabrese JR, eds, *Anti-convulsants in Mood Disorder*, New York: Marcel Dekker, 1994, pp 93-110.

223. Post RM, Denicoff KD, Frye MA et al. Re-evaluating carbamazepine prophylaxis in bipolar disorder, *Br J Psychiatry* 1997;**170**:202-04.

224. Placidi GF, Lenzi A, Lazzerine F et al. The comparative efficacy and safety of carbamazepine versus lithium: a randomized, double-blind 3-year trial in 83 patients, *J Clin Psychiatry* 1986;**47**:490-4.

225. Schubert T, Stoll I, Miller WE. Therapeutic concentrations of lithium and carbamazepine inhibit cGMP accumulation in human lymphocytes: a clinical model for possible common mechanism of action? *Psychopharmacology* 1991;**104**:45-50.

226. Weiss SRB et al. Cross-tolerance between carbamazepine and valproate in an amygdala kindled seizure paradigm, *Soc Neurosci Abstracts* 1991;**6**:1256.

227. Zis AP, Grof P, Webster M et al. The cyclicity of affective disorders and its modification by drugs, *Psychopharmacol* 1980;**16**:47-9.

228. Angst J. Course of affective disorders. In: Van Praag HM, Lader HM, Rafaelson OJ et al, eds, *Handbook of Biological Psychiatry*, New York: Marcel Dekker, 1981, pp 225-42.

229. Guscott R, Taylor L. Lithium prophylaxis in recurrent affective illness. Efficacy, effectiveness, and efficiency, *Br J Psychiatry* 1994;**164**:741-46.

230. Moncrieff J. Lithium: evidence reconsidered, *Br J Psychiatry* 1997;**171**:113-19.

231. Cookson J. Lithium: balancing risks and benefits, *Br J Psychiatry* 1997;**171**:120-24.

232. Goodwin GM. Recurrence of mania after lithium withdrawal. Implications for the use of lithium in the treatment of bipolar affective

disorder, *Br J Psychiatry* 1994;**164**:149-52.

233. Baldessarini RJ, Tondo L, Faedda GL et al. Effects of the rate of discontinuing lithium maintenance treatment in bipolar disorders, *J Clin Psychiatry* 1996;**57**:441-48.

234. Faedda GL, Tondo L, Baldessarini RJ et al. Outcome after rapid vs gradual discontinuation of lithium treatment in bipolar mood disorders, *Arch Gen Psychiatry* 1993;**50**:448-55.

235. Baldessarini RJ, Tondon L, Floris G et al. Reduced morbidity after gradual discontinuation of lithium treatment for bipolar I and II disorders: a replication study, *Am J Psychiatry* 1997;**154(4)**:551-53.

236. Mander AJ. Is there a lithium withdrawal syndrome? *Br J Psychiatry* 1986;**149**:598-01.

237. Paselow Ed, Fieve RR, Di Faglia, et al. Lithium prophylaxis of bipolar illness: the value of combination treatment.*Br J Psychiatry* 1994;**164**:208-14.

238. O'Connell RA, May JA, Flatow L et al. Outcome of bipolar disorder on longterm treatment with lithium, *Br J Psychiatry* 1991;**159**:123-129.

239. Prien RF, Kupfer DJ, Mansky PA et al. Drug therapy in the prevention of recurrences in unipolar and bipolar affective disorder: Report of the NIMH Collaborative Study Group comparing lithium carbonate, imipramine, and a lithium carbonate - imipramine combination, *Arch Gen Psychiatry* 1984;**41**:1096-1104.

240. McElroy SL, Pope HG Jr, Keck PE Jr et al. Treatment of psychiatric disorders with sodium valproate: a series of 73 cases, *Psychiatrie Psychobiologie* 1988;**3**:81-5.

241. Lambert PA and Venaud G. Comparative study of valpromide versus lithium in the treatment of affective disorders, *Nervure* 1992;**5(2)**:57

242. Bowden CL. *Maintenance strategies for bipolar disorder*. Presented at American Psychiatric Association Congress New York, May 1996.

243. Gelenberg AJ, Kane JM, Keller MB et al. Comparison of standard and low serum levels of lithium for maintenance treatment of bipolar disorder, *N Eng J Med* 1989;**321**:1489-1493.

244. McElroy SL, Keck PE, Pope HG et al. Valproate in the treatment of bipolar disorder: literature review and clinical guidelines, *J Clin Pharmacol* 1992;**12**:42S-52S.

245. Taylor D, Duncan D. Doses of carbamazepine and valproate in bipolar affective disorder, *Psychiatric Bull* 1997;**21**:221-223.

246. Schou M. *Lithium Treatment of Manic-depressive Illness: A Practical Guide*, Basel: Karger, 1993.

247. Waller D. Lithium-induced polyuria, *Prescribers' Journal* 1997;**37(1)**:24-28.

248. Schou M. Artistic productivity and lithium prophylaxis in manic-depressive illness, *Br J Psychiatry* 1979;**135**:97-103.

249. Levy RH and Penry JK, eds, *Idiosyncratic reactions to valproate: clinical risk patterns and mechanisms of toxicity*, New York: Raven Press, pp 1099-111.

250. Green RS. Why schizophrenic patients should be told their diagnosis, *Hosp Comm Psychiatry* 1984;**35**:76-7.

251. Hogarty GE. Prevention of relapse in chronic schizophrenic patients, *J Clin Psychiatry* 1993;**54**:18-23.

252. Nayani TH, David AS. The auditory hallucination: a phenomenological survey, *Psychol Med* 1996;**26**:177-189.

253. Taylor S. Adjustment to threatening events: a theory of cognitive adaptation, *Psychologist* 1983;**38**:1161-1173.

254. McGorry PD. Psychoeducation in first-episode psychosis: a therapeutic process, *Psychiatry* 1995;**58**:313-327.

255. Yalom ID. *The Theory and Practice of Group Psychotherapy*, 3rd ed, New York: Basic Books, 1985.

256. Asen EK. What relatives and friends can do to help. In: Varma V, ed, *Managing Manic Depressive Disorders*, London: Jessica Kingsley, 1997.

257. Miklowitz DJ, Goldstein MJ. Behavioural family treatment for patients with bipolar affective disorder, *Behav Modif* 1990;**14**:457-489.

258. Kellam SG, Goldberg SC, Schooler NR et al. Ward atmosphere and outcome of treatment of acute schizophrenia, *J Psychiatr Res* 1967;**5**:145-63.

259. Raskis H. Cognitive restructuring: why research is therapy, *Arch Gen Psychiatry* 1960;**2**:612-21.

260. Cowling VR, McGorry PD, Hay DA. Children of parents with psychotic disorders, *Med J Aust* 1995; **163**: 119-120.

261. United Nations Principles for the protection of persons with mental illness and the improvement of mental healthcare, 1990, adopted by General Assembly resolution 46/119.

262. Cookson JC. Manic-depressive illness and driving, *Travel Med International* 1989;**7**:105-108.

263. Benton MK, Schroeder HE. Social skills training with schizophrenics: a meta-analytic evaluation, *J Consult Clin Psychol* 1990;**58(6)**:741-47.

264. Newman C, Beck AT. *Cognitive Therapy of Rapid Cycling Bipolar Affective Disorder - Treatment Manual*. Philadelphia: Centre for Cognitive Therapy, University of Pennsylvania, 1993.

265. Palmer A, Gilbert P. What psychologists can do to help. In: Varma V, ed, *Managing Manic Depressive Disorders*, London: Jessica Kingsley, 1997.

266. Watts FN, Powell GE, Austin SV. The modification of abnormal beliefs, *Br J Med Psychol* 1973;**46**:359-363.
267. Garety PA, Kuipers L, Fowler D et al. Cognitive behaviour therapy of schizophrenia, *Br J Med Psychol* 1994;**67**:259-271.
268. Jackson H, McGorry PD, Edwards J et al. Cognitively-oriented psychotherapy for early psychosis (COPE). In: Cotton PJ, and Jackson J, eds, *Early Intervention and Preventative Application of Clinical Psychology*, Melbourne: Academic Press, 1997.
269. Cahill C, Silbersweig D, Frith C. Psychotic experience in deluded patients using distorted auditory feedback. *Cognitive Neuropsychiatry* 1997;**1**;201-3.
270. Saykin AJ, Shtasel DL, Gur RE et al. Neuropsychological deficits in neuroleptic naive patients with first-episode schizophrenia, *Arch Gen Psychiatry* 1994;**51(2)**:124-31.
271. Morris RG, Rushe T, Woodruff PW et al. Problem solving in schizophrenia: a specific deficit in planning ability, *Schizophr Res* 1995;**14(3)**:135-46.
272. Green MF. Cognitive remediation in schizophrenia: is it time yet? *Am J Psychiatry* 1993;**150**:178-187.
273. Corrigan PW, Yodufsky SC (eds). *Cognitive Remediation for Schizophrenia* Washington DC: American Psychiatric Press, 1994.
274. Kuipers E, Garety P, Fowler D et al. London-East Anglia randomised controlled trial of cognitive-behavioural therapy for psychosis, *Br J Psychiatry* 1997;**171**:319-327.
275. Creed F et al (on behalf of the UK 700 group). Case management, *Br J Psychiatr*, submitted.
276. Corrigan PW, Liberman RP, Engel JD. From non-compliance to collaboration in the treatment of schizophrenia, *Hosp Comm Psychiatry* 1990;**41**:1203-1211.
277. Bebbington PE. The content and context of compliance, *Int Clin Psychopharmacol* 1995;**9**:41-50.
278. Miklowitz DJ, Goldstein MJ, Nuechterlein KH, et al. Family factors and the course of bipolar affective disorder. *Arch Gen Psychiatry* 1988;**45**:225-31.
279. Goldstein MJ. Psychosocial strategies for maximizing the effects of psychotropic medications for schizophrenia and mood disorder, *Psychopharmacol Bull* 1992;**28**:237-240.
280. Miklowitz DJ. Psychotherapy in combination with drug treatment for bipolar disorder, *J Clin Psychopharmacol* 1996;**16(2, suppl 1)**:56S-66S.
281. Jamison KR, Gerner RH, Goodwin FK. Patient and physician attitudes toward lithium: relationship to compliance, *Arch Gen Psychiatry* 1979;**36**:866-9.
282. Naber D. A self-rating to measure

subjective effects of neuroleptic drugs, relationships to objective psychopathology, quality of life, compliance and other clinical variables, *Int Clin Psychopharmacol* 1995;**10 (suppl 3)**:133-138.

283. Kemp R, Hayward P, Applethwaite G et al. Compliance therapy in psychotic patients: a randomised controlled trial, *Br Med J* 1996;**312**:345-349.

284. Kemp R, Kirov G, Everitt B et al. A randomised controlled trial of compliance therapy: 18-month follow-up, *Br J Psychiatry* (in press).

285. Mullen PD. Compliance becomes concordance. Making a change in terminology produces a change in behaviour, *Br Med J* 1997;**314**:691-692.

286. Rollnick S, Heather N, Bell A. Negotiating behaviour change in medical settings. The development of brief motivational interviewing, *J Mental Health UK* 1992;**1(1)**:25-37.

287. Kemp R, David A. Compliance therapy: an intervention targeting insight and treatment adherence in psychotic patients, *Behav Cogn Psychotherapy* 1996;**24**:331-350.

288. Kingdon DG, Turkington D. *Cognitive-Behavioural Therapy of Schizophrenia*, New York: Guildford Press, 1994.

289. Vaughn CE, Leff JP. The influence of family and social factors on the course of psychiatric illness, *Br J Psychiatry* 1976;**148**:642-7.

290. Lam DH. Psychosocial family intervention in schizophrenia: a review of empirical studies, *Psychol Med* 1991;**21**:423-441.

291. Kuipers L, Birchwood M, McCreadie RG. Psychosocial family intervention in schizophrenia: a review of empirical studies, *Br J Psychiatry* 1992;**160**:272.

292. Tarrier N, Barrowclough C, Vaughn C et al. The community management of schizophrenia: a controlled trial of behavioural intervention with families to reduce relapse, *Br J Psychiatry* 1988;**153**:532-542.

293. Linszen D, Dingemans P, van der Does JW et al. Treatment, expressed emotion, and relapse in recent onset schizophrenic disorders, *Psychol Med* 1996;**26**:333-342.

294. Day R, Nielsen H, Korton A et al. Stressful life events preceding the acute onset of schizophrenia: a cross-national study from the World Health Organization, *Culture Med Psychiatry* 1987;**11**:1-123.

295. Johnson SL, Roberts JE. Life events and bipolar disorder: implications from biological theories, *Psychol Bull* 1995;**117**:434-49.

296. Smith JA, Tarrier N. Prodromal symptoms in manic depressive psychosis, *Soc Psychiatry Psychiatr Epidemiol* 1992;**27(5)**:245-248.

297. Guiness D. A guide to self-management. In: Varma V, ed, *Managing Manic Depressive*

Disorders, London: Jessica Kingsley, 1997.
298. Linehan M. *Cognitive-behavioural Treatment of Borderline Personality Disorder*, New York: Guildford Press, 1993.
299. Kreitman N (ed). *Parasuicide*, London: J Wiley, 1977.
300. Hogarty GE, Kornblith SJ, Greenwald D et al. Personal therapy: a disorder-relevant psychotherapy for schizophrenia, *Schizophr Bull* 1995;**21(3)**:379-93.
301. Jackson M, Williams P. *Unimaginable Storms*, London: H Karnac, 1994.
302. Mueser KT, Berenbaum H. Psychodynamic treatment of schizophrenia: is there a future? *Psychol Med* 1990;**20**:253-262.
303. Takei N, Persaud R, Woodruff et al. Eighteen year follow-up of Afro-Caribbean and white patients with their first episode of psychosis: a population-based study, *Br J Psychiatry* 1998 (in press).
304. Mason P, Harrison G, Glazebrook C et al. Characteristics of outcome in schizophrenia at 13 years, *Br J Psychiatry* 1995;**167(5)**:596-603.
305. The Scottish Schizophrenia Research Group. The Scottish First Episode Schizophrenia StudyVIII. Five year follow-up: clinical and psychosocial findings, *Br J Psychiatry* 1992;**161**: 496-500.
306. Shepherd M, Watt D, Falloon I et al. The natural history of schizophrenia: a five-year follow-up study of outcome and prediction in a representative sample of schizophrenics, *Psychol Med* 1989;**Monograph Supplement 15**:1-46.
307. Leff J, Sartorius N, Jablensky A et al. The International Pilot Study of Schizophrenia: five-year follow-up findings, *Psychol Med* 1992;**22(1)**:131-45.
308. Goldstein JM, Kreisman D. Gender, family environment and schizophrenia, *Psychol Med* 1988;**18(4)**:861-72.
309. Seeman MV. Gender differences in schizophrenia, *Can J Psychiatry* 1982;**27(2)**:107-12.
310. Castle DJ, Abel K, Takei N et al. Gender differences in schizophrenia: hormonal effect of subtypes? *Schizophr Bull* 1995;**21(1)**:1-12.
311. Castle DJ, Murray RM. The neurodevelopmental basis of sex differences in Schizophrenia, *Psychol Med* 1991;**21**:565-575.
312. Russell AJ, Munro JC, Jones PB et al. Schizophrenia and the myth of intellectual decline, *Am J Psychiatry* 1997;**154(5)**:635-9.
313. Strauss JS, Carpenter WT Jr. The prediction of outcome in schizophrenia. II. Relationships between predictor and outcome variables: a report from the WHO international pilot study of

schizophrenia, *Arch Gen Psychiatry* 1974;**31(1)**:37-42.

314. Turner RJ, Gartrell JW. Social factors in psychiatric outcome: Toward the resolution of interpretive controversies, *Am Sociological Rev* 1978;**43(3)**:368-82.

315. Brown GW, Birley JLT, Wing JK. Influence of family life on the course of schizophrenic disorders: a replication, *Br J Psychiatry* 1972;**121**:241-58.

316. Erickson DH, Beiser M, Iacono WG et al. The role of social relationships in the course of first-episode schizophrenia and affective psychosis, *Am J Psychiatry* 1989;**146(11)**:1456-61.

317. Greenblatt M, Becerra RM, Serafetinides EA. Social networks and mental health: an overview, *Am J Psychiatry* 1982;**139**:977-84.

318. Abrahamson D. Institutionalisation and the long-term course of schizophrenia, *Br J Psychiatry* 1993;**162**:533-8.

319. McGlashan TH, Fenton WS. The positive-negative distinction in schizophrenia. Review of natural history validators, *Arch Gen Psychiatry* 1992;**49(1)**:63-72.

320. Engelhardt DM, Rosen B, Feldman J et al. Engelhardt JA. Cohen P. A 15-year followup of 646 schizophrenic outpatients, *Schizophr Bull* 1982;**8(3)**:493-503.

321. Zis AP, Goodwin FK. Major affective disorder as a recurrent illness: a critical review, *Arch Gen Psychiatry* 1979;**36(8 Spec No)**:835-9.

322. Tohen M. *Outcome in bipolar disorder. Doctoral dissertation*, Harvard University, Cambridge MA, 1988.

原著者紹介

Kathy J Aitchison：現在，ロンドンにある精神医学研究所の精神医学科臨床神経薬理学部門に研究員として勤務している。Oxford大学で生理科学を専攻，卒業後，同大学の臨床家学部で医学の訓練を，ロンドンのBethlem王立病院とMaudsley病院で精神医学の訓練を受けた。

Karena Meehan：アイルランドのGalway大学で医学博士号を取得した後，ダブリンで内科学の訓練を受け，医師のRoyal Collegeの一員となった。ロンドンのMaudsley病院で精神医学の訓練を終了した後，精神医学研究所での研究に取り組んだ。そこでの研究は初回エピソード精神病の疫学と経過および治療に焦点をあてたものとなった。現在は，ロンドンのMaudsley病院と精神医学研究所の精神医学科で名誉臨床研究精神科医として勤務している。

Robin M Murray：1989年よりKing's College医歯学部の精神医学科と精神医学研究所の教授を務めている。それまでは同研究所の学部長を，また1994～1996年には，欧州精神科医協会の会長を務めていた。精神分裂病は神経発達障害であるとはじめて提唱した研究者の一人であり，早期の大脳傷害が精神分裂病のリスクファクターとして果たしている役割に関する疫学的研究だけでなく，精神分裂病のneuroimaging研究も数多く成し遂げている。また，精神科サービスを提供するDistrict Unitと，Bethlem王立病院を本拠におくNational Psychoses Unitという2つの臨床チームも運営している。精神病患者で従来の治療に反応しない者が全英国中からここに紹介されてくる。

訳者あとがき

　精神病の治療史にはショック療法の登場や抗精神病薬の導入などの進歩があったが，今まさに初回エピソード治療が，これに書き加えられようとしている。本書では，初回エピソード精神病に対する薬物と心理社会的治療が，包括的かつコンパクトにまとめられており，これを読めば，精神病治療全般について，その核心を理解することができる。訳者として，著者たちの力量と努力には頭が下がる想いがする。

　我が国では，最近，10代後半の青年の引き起こした，こころ痛む悲劇がいくつも話題に上っている。精神病の初めてのエピソードが出現し，それが治療の場に上る前に，こうした悲劇が引き起こされる場合もあるだろう。また精神科医療につながりかけたが，適切な薬物が投与されていなかったために，悲劇が生じることもある。しかし，新聞やマスコミの議論は空回りし，得ることの少ない社会分析や机上の空論に終始している。なぜ，初めて病気になった人々や家族たちを救い，悲劇を未然に防ぐための具体的な対策が議論されないのか。

　初回エピソードへの取り組みにおいては，まず精神病の早期発見のための特別なシステムが必要であり，それには偏見を減らし，クライアントが安心して治療を受けられるような環境が不可欠である。また治療的介入，特に抗精神病薬を含む薬物治療が必要かどうかを適切に決定できる診断能力が要求される。治療的介入では，パターナリスティックなやり方ではなく，当事者のニードを取り入れる中で薬物と心理社会的治療を統合したチームアプローチを行うことが特に重要である。そして，このような方向づけが医師，看護，ソーシャル・ワーカー，作業療法士，臨床心理士などのすべてのスタッフに共有されていることが成功に必須の条件である。

　初回エピソード精神病に対する早期介入が重要であるとわかってい

ても,現在われわれはこれを実践できる状況にない。何がこれを行う障壁となるだろうか。「慢性患者に対する地域精神医療サービスが整ってからだ」と言う者もいるかもしれない。しかし,すべての慢性患者は初回エピソードを通ってきているのである。初回エピソード(あるいはそれ以前)からの治療アプローチが行われていれば,現在の彼らの状況は大きく変わっていたかもしれない。したがって,慢性長期入院患者への対策としても,初回エピソードへのアプローチは有用なのである。そして慢性患者に対する地域責任制の医療システムへの展開よりも,初回エピソード精神病への早期介入プログラムの方が,日本の精神科医療状況にとって受け入れやすいのではないか。

世界に目を向ければ,初回エピソード精神病に対する新たな知見を取り入れた精神保健サービスが,すでに各国で発展しつつある。その中でも特筆すべきものとして,オーストラリアのメルボルンでは,本著の謝辞にもあるPatrick McGorryらによって,EPPIC (Early Psychosis Prevention and Intervention Centre)という,精神病の初回エピソードに特別に焦点をあてたプログラムが発展している。そしてEPPICにおいても,若者の自殺の増加などの社会的問題が,その発展を押し進める原動力の1つであった。同じような社会的ニードを抱えている我が国は今,分岐点にある。このチャンスを生かして早期介入プログラムを発展させていくのか,ここでもまた世界に遅れをとり,同じ悲劇を繰り返していくのか。

2000年9月に私は,このEPPICでの臨床を垣間見る機会があった。そして初回エピソードへの特異的な早期介入プログラムの実践を目の当たりにして,初回エピソードの時代を実感した。しかし,すべての臨床医学において,早期発見,早期治療が望ましいのは当然であり,この当たり前のことが精神医学では遅れていたということの方が特筆すべきなのかもしれない。

なお本著は初回エピソード精神病に対する早期介入の実践についても触れてはいるが,より実践的なトレーニングのためのテキストとしては,EPPICの関連では "The Recognition and Management of Early Psychosis: A Preventive Approach" や "Early Psychosis Training

Pack"などがあることも申し添える。またEPPICのWeb Site「http://home.vicnet.net.au/~eppic/」なども有用である。

　本書の翻訳はまず私が行い，共同翻訳者の藤井が詳細にチェックした。しかし，なお不十分な部分もあるかもしれないので，御意見があったら連絡をお願いしたい。また翻訳には慶応義塾大学医学部精神神経科の村松太郎先生，国立精神・神経センター精神保健研究所老人精神保健部の稲田俊也先生，山梨医科大学保健学Ⅱ講座Trevor Murphyさんなど，多くの方々の協力を頂いた。さらに私の母と姉でもある嶋田洋子と篠田恭子御両人には英語の指導も含めてお世話になった。妻の文子や小泉隆徳院長はじめとした山梨県立北病院スタッフ，そして多くのクライアントたちにも，この際に御礼を述べておきたい。最後に星和書店の石澤雄司社長や編集部の安達麻子さんに深く感謝する。

　2000年9月24日

EPPICでの貴重な体験を終えてメルボルンより日本に向かう機上にて

嶋田　博之

索引

■ 欧文索引

5-HT$_{2A}$/D$_2$比 ……………………… 45	D$_4$受容体 ……………………………… 43
5-HT$_{2A}$受容体 ………………… 43, 45	EE ……………………………………… 135
5-HT$_{2C}$受容体 ……………………… 44	EPS ………… 39, 45, 46, 64, 73, 75, 76
CPK ……………………………………… 84	m1/D$_2$比 ……………………………… 39
CYP1A2 ………………………………… 53	neuroimaging ……………………… 31, 43
CYP2D6 ………………………………… 53	NMS …………………………………… 84
CYP3A ………………………………… 104	PET ……………………………………… 63
CYP3A4 ………………………… 54, 105	poor metabolizer …………………… 53
D$_1$受容体 ……………………………… 43	QOL ………………… 61, 131, 134, 138
D$_2$受容体 ……………………………… 43	QT間隔 ………………………………… 82
D$_2$受容体占拠率 …………………… 63, 68	TD ……………………………………… 46

■ 和文索引

【あ】〜【お】

アカシジア ……………………………… 79
悪性症候群 ………………………… 84, 92
アクネ ………………………………… 107
アミスルピリド ……………………… 69, 81
医原性の陰性症状 ……………………… 69
維持療法 ………………………………… 72
維持療法の原則 ………………………… 72
1年間の再発率 ………………………… 72
違法薬物 ………………………………… 69
イミプラミン …………………………… 81
陰性症状 8, 12, 35, 44, 61, 69, 78, 120
インフォームド・コンセント …… 100
運動異常 …………………………… 20, 21
運動減退 ………………………………… 78
オピオイド・シグマ受容体 ………… 44
オランザピン ……… 40, 41, 45, 46, 60, 61, 69, 76, 80, 81, 83

【か】〜【こ】

概日リズム ……………………………… 136
乾癬 ……………………………………… 107
角膜混濁 ………………………………… 86
隠れたノンコンプライアンス ……… 76
かすみ目 ………………………………… 82
家族研究 ………………………………… 26
家族療法 ………………………………… 134
活性化 …………………………………… 78
家庭のストレス ………………………… 24
カルバマゼピン 70, 86, 94, 99, 100, 103
眼科的検査 ……………………………… 86
眼球上転発作 …………………………… 131
間欠的維持療法 ………………………… 74
肝酵素の上昇 ……………………… 83, 109
緩徐な発病 ……………………………… 35
肝毒性 …………………………………… 103
カンナビス …………………………… 17, 34
記憶障害 ………………………………… 131

174

喫煙	54
機能性精神病	15
気分安定薬の併用	90
急性ジストニア	77
急性躁病の治療	89
急性な発症	12
急性の発病	35
強制的治療	118
強制的入院	141
協調運動障害	106
起立性低血圧	82
クエチアピン	40, 46, 60
クロザピン	37, 41, 43, 45, 46, 47, 48, 60, 71, 81, 82, 85, 86, 88
クロナゼパム	70, 90
クロルプロマジン	38, 39, 48, 59, 64, 83, 86, 89
ケアプラン	129
痙攣	85
ケース・マネージメント	129
血液モニタリング	60, 86
血小板減少症	110
権利擁護	122
抗アドレナリン作用	82
高EE	70, 134
抗うつ作用	60
口渇	82
講義形式の治療アプローチ	119
攻撃性	2
硬結	76
抗コリン作用	39, 48, 82
抗コリン薬の筋注	78
甲状腺機能低下症	105
抗精神病薬の少量投与	66
抗精神病薬の選択に影響する患者側の因子	59
光線過敏症	83
抗ムスカリン作用	82
高齢者	47, 59, 68, 79, 82
雇用	144
コンプライアンス	60, 66, 69, 75, 77, 121, 130, 131
コンプライアンス療法	118, 132

【さ】～【そ】

催奇形性	104
催奇形性リスク	102
再生不良性貧血	110
在宅ケア	119
最低投与量	68
再発	3, 7, 118
再発サイン	136, 137
再発予防	137
再発予防のための「自己管理」	138
再発予防のための精神療法的戦略	137
再発率	72, 98, 130
産科的合併症	22, 29, 30, 32, 35
産褥期	120
地固め治療	71
自己投薬	138
自殺	8, 17
自殺企図	2, 79, 96, 139
自殺企図のリスク	98
自殺リスク	139
自傷他害行為	57
自助グループ	122
自助グループの活用	126
ジスキネジア	78
ジストニア	6, 59
持続勃起症	82
ジプラシドン	40, 60, 81
社会生活技能訓練	123
若年発病	25, 26, 30, 31
射精障害	81
射精の抑制	82
就業成果	123

住居の各ステップ	121
重症躁病患者	93
重症の興奮	91
集団療法	134
重度の精神病性躁病	95
従来型抗精神病薬	38
縮瞳	82
出生前のウイルス感染	30
授乳	102
小脳性振戦	106
初回エピソード精神病のリスクファクター	26
初回エピソードへの治療アルゴリズム	61
職業技能再訓練	123
食事制限	81
神経心理学的欠損	126, 127
神経発達異常仮説	31
神経発達障害	144
心室細動	82
腎性尿崩症	106
振戦	47, 106
診断	73
深部コンパートメント流出	54
心理教育	114
錐体外路系副作用	46, 76
睡眠障害	59
性機能障害	49, 131
脆弱性	32, 35
精神病エピソードを経過した親	120
精神病的焦燥感	80
精神病の家族歴	60
精神病の未治療期間	3, 144
生物心理社会的脆弱性モデル	116
性欲減退	81
説教的アプローチ	131
セロトニン・ドーパミン拮抗薬	40
前駆症状	22, 23, 24, 75
潜在性の発症	3, 4, 12
選択的セロトニン再取り込み阻害薬	91
相関研究	28
早期警告徴候	136, 138
早期治療で考えられる利点	7
双極性感情障害の急速交代型	100
双生児研究	27
躁病へ移行するリスク	92

【た】～【と】

第1選択薬	58, 61
ダイエット	107
体温調整	82
代謝が早い患者	70
体重増加	48, 81, 107, 109, 131
対人関係療法	136
多型性チトクローム	41
多尿と代償性の口渇	105
探索的精神療法	140
胆汁うっ滞性黄疸	83
ダントロレン	85
チオリダジン	39, 45, 59, 81, 82, 86
チトクロームP450	52
遅発性アカシジア	88
遅発性ジスキネジア	46, 61, 73, 75, 76, 78, 87, 88
遅発性ジストニア	87
遅発性のEPS	87
中枢性の抗コリン毒性	83
治療開始の遅れ	2
治療開始の遅れをもたらす要因	5
治療環境	119
治療抵抗性	68, 145
治療同盟	113, 131
治療に対するアンビバレンス	133
治療の継続	134
治療非反応性	68
治療非反応性の陰性症状	71
治療不耐性	68, 69

鎮静	80
デイケア・センター	121
定常状態	51
低体温	83
低用量治療法が特に適応である場合	67
低用量治療法の潜在的利点	66
低力価定型抗精神病薬	80, 85
デポ剤	55, 60, 76
デポ剤の有効と思われる最低投与量	73
転居	121
「洞察指向的」精神療法	140
ドーパミンD_3受容体	47

【な】～【の】

二次性抑うつ	78
二次的陰性症状	66
日中の眠気	80
2年間の再発率	72
認知機能	61, 102, 107
認知機能障害	46, 48, 82
認知行動療法	122, 125, 127
認知行動療法の原理	124
認知障害	21, 83
認知的発達	21
認知療法	71, 127
熱射病	83
ノンコンプライアンス	79
ノンコンプライアンスのリスクファクター	130

【は】～【ほ】

パーキンソン症候群	78
パーソナル療法	140
排尿困難	82
ハイリスク研究	22
白血球減少症	110
白血球増加	84
バルプロ酸	86, 94, 99, 103
ハロペリドール	6, 39, 64, 65
ハロペリドール・デカノエート	73
斑丘疹状の発赤	110
半減期	51
ヒスタミンH_1受容体	39
ヒスタミン受容体	47
非定型抗精神病薬の主な排泄経路	51
非定型抗精神病薬の定義	37
非定型抗精神病薬の低用量経口投与	76
非定型抗精神病薬の薬物動態	50
鼻閉	82
ピペラジン系フェノチアジン	59
ピモジド	39
病気への否認	117
表現促進現象	28
病識	120
標的投薬法	75
病棟環境	70, 120
費用対効果	61
頻脈	82
フェンシクリジン	17
不快気分	75
副作用に対する患者の主観的体験	131
浮腫	107
フルフェナジン	72
フルフェナジン・デカノエート	73
フルペンチキソール	60
プロトロンビン時間の延長	110
プロプラノロール	79, 106
プロラクチン	49, 69, 80
分裂感情障害	27, 100
分裂病の陽性症状	145
βブロッカー	82, 106
偏見	4, 6, 117
ベンゾジアゼピン	60, 70, 80, 85, 90
ベンゾジアゼピン使用の禁忌	91
ベンゾジアゼピンの併用	90
便秘	82

暴力 ·· 17, 18
保護的作業 ······························ 123
ポジティブな認知の歪み ············ 124
勃起障害 ······································ 81

【ま】〜【も】

ミュンヒハウゼン症候群 ················ 69
無オルガズム症 ···························· 81
無顆粒球症 ······················ 60, 86, 110
ムスカリンm1受容体 ···················· 39
ムスカリン受容体 ···················· 45, 48
毛髪の喪失 ························· 107, 109
網膜色素変性症 ···························· 86

【や】〜【よ】

薬物間相互作用 ··· 52, 53, 55, 102, 104
薬物誘発性急性ジスキネジア ········ 78
薬物誘発性痙攣のリスクファクター ··· 85
薬物誘発性精神病 ························ 75
薬物乱用 ···························· 2, 16, 34
養子研究 ······································ 27
予後不良の予測因子 ·················· 144

予後良好の予測因子 ·················· 143
予防的投薬 ································ 96

【ら】〜【ろ】

ライフイベント ················ 24, 33, 136
リスクが高い精神状態 ·················· 24
リスクファクター ·························· 25
リスペリドン ··· 40, 41, 46, 47, 60, 61,
65, 69, 76, 80, 81, 83
リズム安定化療法 ······················ 136
離脱性ジスキネジア ······················ 88
リタンセリン ································ 44
リチウム ································ 70, 92
リチウム中止による躁病再発リスク ··· 98
リチウム中毒 ····························· 108
リチウム濃度 ····························· 102
リチウムの退薬 ···························· 98
リチウムの予防的投薬 ·················· 97
連鎖研究 ····································· 27
連鎖分析 ··································· 139
ロラゼパム ····························· 70, 90

訳者紹介

嶋田博之（しまだ ひろゆき）

1995年に慶應義塾大学医学部を卒業し，同大学外科学教室へ入局。済生会宇都宮病院，大田原赤十字病院において脳神経外科医としての訓練を受けた。そして1998年に慶應義塾大学精神神経科学教室へ入局し，1999年から山梨県立北病院で精神科医として勤務を続けている。精神病患者の薬物，心理社会的治療に幅広く興味を持っており，特にその初回エピソード治療を得意としている。

藤井康男（ふじい やすお）

1977年に慶應義塾大学医学部を卒業し，同大学精神神経科学教室へ入局。1978年より山梨県立北病院で勤務を始め，1993年からは同病院副院長として診療を続けている。分裂病圏患者の治療論が専門であり，『デポ剤による精神科治療技法のすべて』（星和書店），『分裂病薬物治療の新時代』（ライフ・サイエンス）などの著書や，『ランベールの精神科薬物療法』（国際医書出版）などの翻訳がある。

初回エピソード精神病

2000年11月21日　初版第1刷発行

訳　者　嶋田　博之　　藤井　康男
発行者　石　澤　雄　司
発行所　株式会社 **星　和　書　店**

　　　　東京都杉並区上高井戸1-2-5　〒168-0074
　　　　電話　03(3329)0031(営業部)／03(3329)0033(編集部)
　　　　FAX　03(5374)7186

©2000　星和書店　　　　Printed in Japan　　　　ISBN4-7911-0429-3

書名	著者	判型・頁	価格
依存性薬物と乱用・依存・中毒 時代の狭間を見つめて	和田清著	A5判 184p	1,900円
薬物依存研究の最前線	加藤信、鈴木勉、 高田孝二編著	A5判 212p	3,700円
コカイン	R. D. ワイス他著 和田清他訳	四六判 320p	1,942円
麻薬と覚せい剤 薬物乱用のいろいろ	田所作太郎著	A5判 232p	2,400円
ハートをむしばむ性格と行動 タイプAから見た健康へのデザイン	福西勇夫 山崎勝之編	四六判 292p	2,330円
ストレスと心臓 怒りと敵意の科学	シーグマン他編 福西、保坂他訳	A5判 384p	4,340円
タイプA行動パターン	桃生、早野、 保坂、木村編	B5判 355p	18,000円
たばこ・ストレス・性格の どれが健康を害するか	アイゼンク著 清水義治他訳	四六判 232p	2,330円
ストレスとコーピング ラザルス理論への招待	R.ラザルス 林峻一郎編訳	B6判 120p	1,650円

発行：星和書店　　　　価格は本体（税別）です

書名	著者	判型・頁	価格
向精神薬の等価換算	稲垣、稲田、藤井、八木他著	四六判 164p	3,300円
薬原性錐体外路症状の評価と診断 DIEPSSの解説と利用の手引	八木剛平監修 稲田俊也著	B5判 72p	4,252円
抗うつ薬の過去・現在・未来	上島国利編	A5判 120p	2,330円
抗うつ薬の科学 基礎と臨床的検証	中山和彦編	A5判 352p	4,660円
遺伝研究のための精神科診断面接 〔DIGS〕日本語版	稲田俊也、伊豫雅臣監修	B5判 240p	4,400円
向精神薬：わが国における20世紀のエビデンス	稲田俊也編	A4横判 152p	4,600円
デポ剤による精神科治療技法のすべて	藤井康男、功刀弘編	A5判 352p	5,680円
抗精神病薬の臨床	A.マッソン他著 山内惟光監訳	A5判 392p	6,800円

発行：星和書店　　　　価格は本体（税別）です

書名	著者	判型・頁	価格
精神科治療の理論と技法 薬物療法と生理学的治療	井上雄一、 岸本朗共著	B5判 216p	4,700円
今日の精神科治療指針	大原健士郎著 広瀬徹也監修	B5判 340p	5,400円
気分障害の臨床 エビデンスと経験	神庭重信他著	A5判 286p	3,800円
陽性・陰性症状評価尺度マニュアル	S.R.ケイ他著 山田寛他訳	B5判 78p	5,000円
M.I.N.I. 精神疾患簡易構造化面接法	シーハン、ルクリュビュ著 大坪、宮岡、上島訳	A4判 56p	2,800円
CASH 精神病性・感情病性精神疾患の現在症 と病歴の包括的面接と評価基準	アンドレアセン著 岡崎祐士他訳	B5判 264p	7,000円
クオリティ・オブ・ライフ評価尺度 解説と利用の手引	宮田量治 藤井康男訳・解説	B5判 88p	5,340円
躁うつ病の脳科学 方法論から臨床研究まで	神庭重信編	A5判 448p	6,680円
特定不能な精神疾患 操作的診断法	中山和彦著	A5判 160p	3,300円

発行：星和書店　　　　価格は本体（税別）です

書名	著者	判型	価格
神経内科 クルズス診療科 (1)	作田学著	四六判 320p	1,900円
心療内科 クルズス診療科 (2)	久保木、熊野、 佐々木編	四六判 360p	1,900円
わが魂にあうまで	C.W.ビーアズ著 江畑敬介訳	四六判 288p	2,400円
こころのくすり 最新事情	田島治著	四六判 160p	1,800円
生まれかわるまで 摂食障害とアルコール依存症からの回復記	尾崎弥生著	四六判 272p	1,600円
精神科医ふらんす留学あ・ら・かると	三木二郎著	四六判 268p	1,800円
ミュンヘンのアドレリアン	中河原通夫著	四六判 180p	1,845円

発行：星和書店　　　　　価格は本体(税別)です

書名	著者	判型・頁	価格
漢方医学の知識	慶應義塾大学病院 漢方クリニック監修	A5判 356P	3,800円
実践 漢方医学 精神科医・心療内科医のために	山田和男 神庭重信著	四六判 200p	2,600円
Herbal Medicines for Neuropsychiatric Diseases	神庭重信 E.Richelson編	B5変型判	3,600円
ニコチン・たばこの神経精神薬理 脳画像イメージングによる新しい展開	E.F.ドミノ編 松岡、片山監訳	A5判 434p	19,000円
ドニケル臨床精神薬理学	P.ドニケル他著 松石竹志他訳	A5判 192p	3,340円
精神科救急ハンドブック	スレイビー他著 亀田英明他訳	A5判 552p	9,320円
精神医学論文の書き方	山口成良著	四六判 96p	1,515円

発行：星和書店　　　価格は本体(税別)です